儿童手足口病防治

周 湘 蓬 蕊 编著

金盾出版社

内容提要

本书简要介绍了儿童手足口病的流行病学特点和临床表现，详细阐述了手足口病的临床诊断、鉴别诊断、实验室检查，以及西药治疗、中医药治疗、护理和预防措施等。其内容丰富实用，科学性强，适合儿科医师、基层医务人员及家长阅读。

图书在版编目(CIP)数据

儿童手足口病防治/周湘，蓬蕊编著. -- 北京：金盾出版社，2010.6

ISBN 978-7-5082-6221-5

Ⅰ.①儿…　Ⅱ.①周…②蓬…　Ⅲ.①肠道病毒—感染—小儿疾病—防治　Ⅳ.①R725.112.5

中国版本图书馆 CIP 数据核字(2010)第 033244 号

金盾出版社出版、总发行
北京太平路 5 号(地铁万寿路站往南)
邮政编码：100036　电话：68214039　83219215
传真：68276683　网址：www.jdcbs.cn
封面印刷：北京凌奇印刷有限责任公司
正文印刷：京南印刷厂
装订：桃园装订有限公司
各地新华书店经销
开本：850×1168 1/32　印张：3.75　字数：73 千字
2010 年 6 月第 1 版第 1 次印刷
印数：1～11 000 册　定价：10.00 元
(凡购买金盾出版社的图书，如有缺页、
倒页、脱页者，本社发行部负责调换)

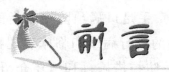 前言

　　手足口病是由多种肠道病毒引起的全球性儿童传染病。其传染性强、隐性感染者多、传播途径复杂且速度快，容易在托幼机构和小学生中发生集体感染和家庭聚集发病，短期内即可造成较大范围的流行，而疫情控制难度大。近年来，肠道病毒 71 型(EV71)感染发病率逐年增加，呈现季节性流行和全年散发流行趋势。肠道病毒 71 型(EV71)感染不仅容易伤害婴幼儿，而且容易引起严重并发症，如脑炎、脑膜炎、脊髓炎、周围神经炎、急性弛缓性麻痹、心肌炎等，个别重症患儿可因神经源性肺水肿、心肺功能衰竭而死亡。为了加强儿童手足口病防治工作，根据《中华人民共和国传染病防治法》有关规定，2008年和 2009 年，卫生部反复提出了手足口病的防控措施，并于 2008 年 5 月 2 日起将手足口病列入《中华人民共和国传染病防治法》，规定作为丙类传染病进行管理。由此表明，防控儿童手足口病的重要性和迫切性。作为生活在儿童身边的家长、托幼机构和小学校的工作人员、各级医疗机构医务工作人员，都有义务为保障儿童的健康，控制手足口病在儿童中传播，努力将危害减到最小。因此，我们查阅了大量文献和有关国家防治传染病方面的文件及法规后，编写了《儿童手足口病防治》一书献给广大读

者,希望他们从中受益。

本书根据儿童手足口病预防控制指南的主要精神,介绍了手足口病的流行病学和临床表现特点,诊断和鉴别诊断依据,以及防控措施;同时,还介绍了中医专家治疗手足口病的多种方法。希望每一个生活在儿童身边的人,通过对儿童手足口病的认识和了解,在防控手足口病的工作中作出努力。

周　湘

目 录

一、流行病学特点

　　手足口病是一种常见的儿童传染病,被归类为丙种传染病管理。每一种传染病,都具有其流行病学特点。流行病学特点是疾病诊断和鉴别诊断的重要依据。要想认识一种传染病,就要了解这种传染病的病原体特点、传染途径、流行特点、发病季节、临床表现特点,也正是这些特点为人们提供了防控的依据。病原体就是导致疾病发生的原因,每种传染病都有其特异的病原体,每种病原体都具有其传播流行特点。切断传播的三个环节,即传染源、传播途径和易感人群,才能达到控制流行的目的。

(一)病原体特点

1. 病原体种类

　　手足口病是由多种肠道病毒(EV)引起的,目前发现的能引起手足口病的病原体主要是小 RNA 病毒科,肠道病毒属的一组肠道病毒,包括柯萨奇病毒 A 组的 4、5、7、9、10、16 型,B 组的 2、5、13 型及埃可病毒和肠道病毒 71型(EV71),尤以肠道病毒 71 型(EV71)及柯萨奇病毒 A 组 16 型(CoxA16)最常见。当前,最受关注的是可引起急性出血性结膜炎的肠道病毒 70 型感染及可引起中枢神经系统感染的肠道病毒 71 型(EV71)。

2. 病原体的形态与结构

肠道病毒呈正 20 面体,无胞膜,直径 27～30 纳米。衣壳由 60 个相同壳粒组成,它们排列为 12 个五聚体。每个壳粒由 VP1、VP2、VP3 和 VP4 四种多肽组成。其中 VP1、VP2、VP3 暴露于衣壳表面,带有中和特异性抗原的位点,VP4 位于衣壳内部。功能蛋白至少包括依赖 RNA 的 RNA 聚合酶和两种蛋白酶。肠道病毒基因组为单股正链 RNA,长 7.2～8 5kb,展开长约 2 500 纳米,与中和磷酸盐基团的钠离子或钾离子一起紧密包绕于衣壳内。基因组两端为保守的非编码区,中间为连续的开放读码框架,编码一个 2 100～2 400 氨基酸的多聚蛋白。此外,5′端共价结合一个约 23 氨基酸的基本蛋白,与病毒 RNA 合成和装配有关;3′端带有约 50nt 的 polyA 尾,与病毒的感染性有关。VP1 在病毒表面形成峡谷样结构,与受体分子特异性结合。其感染病毒首先与细胞表面的特异性受体结合,完成吸附过程,其后病毒空间构型改变,丢失 VP4,最终脱去衣壳,基因组 RNA 进入胞质。以病毒 RNA 为模板转录成互补的负链 RNA,再以负链 RNA 为模板转录出多个子代病毒 RNA。部分子代病毒 RNA 作为模板翻译出大量子代病毒蛋白。各种衣壳蛋白经裂解成熟后组装成壳粒,进一步形成五聚体,12 个五聚体形成空衣壳,RNA 进入空衣壳后完成病毒体装配。肠道病毒 EV71 型是 1969 年首次从加利福尼亚患有中枢神经系统疾病的婴儿粪便标本中分离出来的,为小 RNA 病毒科肠道病毒属,具有 7 408 个核苷酸的单股正链 RNA,仅有一个开放阅读框,编码含 2 194 个氨基酸的多聚蛋白。根据

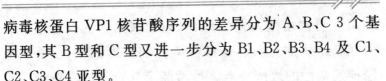

病毒核蛋白 VP1 核苷酸序列的差异分为 A、B、C 3 个基因型,其 B 型和 C 型又进一步分为 B1、B2、B3、B4 及 C1、C2、C3、C4 亚型。

3. 病毒的特性

肠道病毒类型较多,其共同的生物学特性有:

(1)来源于人体,引起肠道暂时性感染,可以在人体的消化道和鼻咽部分离出病毒,在正常人体血清和血制品中检出特异性抗体。

(2)肠道病毒对阳离子稳定,二价阳离子环境中,病毒对热灭活有较高的抵抗力。在 pH 值 3~9 的环境中较为稳定,不易被胃酸和胆汁灭活;不耐强碱,在 56℃以上高温可以使其失去活性。

(3)肠道病毒适合在温暖、潮湿的环境中生存与传播,对外界有较强的抵抗力,在一般的外环境中病毒可长期存活,在 4℃可存活 1 年,在 −20℃可长期保存。

(4)肠道病毒没有脂质胞膜,故对亲脂性消毒剂(如乙醇)无作用。

(5)对已知抗生素及化学治疗药物具有耐药性,对乙醚、去氯胆酸盐等不敏感;对紫外线及干燥敏感,各种氧化剂(高锰酸钾、漂白粉等)、甲醛、碘酒或在 56℃环境中30 分钟都能将其灭活。

4. 发病机制

肠道病毒是经上呼吸道和上消化道入侵人体,在局部黏膜上皮细胞增殖,再转移至局部淋巴组织(如咽部的腺样体、扁桃体和肠道集合淋巴结)增殖,释放入血,并形成第一次病毒血症;病毒随血流扩散至带有病毒受体的靶组织再次增殖,再次释放入血形成第二次病毒血症并引起临床病症。肠道病毒传染性和毒力都很强,并具有嗜神经毒性的致病特点。虽然肠道病毒可以在肠道中增殖,但通常不引起肠道病症,也没有肠道疾病表现。

5. 国外流行情况

手足口病是全球性传染病,世界大部分地区均有此病流行的报道。1957 年新西兰首次报道该病,1958 年分离出柯萨奇病毒(Cox),1959 年提出"手足口病"命名。早期发现的病原体主要为柯萨奇病毒 16 型(CoxA16),1969 年肠道病毒 71(EV71)在美国被首次确认。此后,EV71 感染与 CoxA16 感染交替出现,成为手足口病的主要病原体。1969 年以后还鉴定出新型肠道病毒,除脊髓灰质炎病毒、柯萨奇病毒、埃可病毒外,又陆续发现符合肠道病毒的理化特性的小 RNA 病毒。肠道病毒 71 型(EV71)为新型肠道病毒,首先于 1969 年从美国加利福尼亚州的 1 名脑膜脑炎患儿的脑脊液、脑组织和粪便中分离出来,1972 年又从美国 1 名手足口病患儿的血液标本中分离出来,1992 年确定其血清型。目前,世界上几起严重的手足口病暴发流行均由 EV71 引起,而 CoxA16 则极少导致手足口病的大规模暴发流行。

6. 国内流行情况

我国自 1981 年在上海开始发现有手足口病,以后北京、河北、天津、福建、广东等十几个省市均有该病的报道。近年来,手足口病的病原体多为 EV71,最近我国部分地区流行的手足口病也多由 EV71 感染所致。EV71 感染与 CoxA16 感染交替出现,成为手足口病的主要病原体。手足口病是由多种肠道病毒共同引起,而 EV71 和 CoxA16 往往是手足口病暴发流行的最主要病原,二者在遗传学上有着密切相关。通常情况下,EV71 与 CoxA16 引起的手足口病在临床症状上难以区别,但 EV71 感染除了引起手足口病以外,还能引起无菌性脑膜炎、脑干脑炎和脊髓灰质炎样麻痹,易致严重的神经系统疾病,甚至危及生命,因而具有更大的危害性。近期的安徽省阜阳市手足口病的暴发流行,已经分离出肠道病毒 EV71 型病毒株,确定为 EV71 感染。

(二)流行病学特点

1. 传染源

传染源是指体内带有病原体,并不断向体外排出病原体的人。手足口病的传染源主要为患者、健康带毒者、隐性感染者。患者是具有症状的病毒感染者,多以儿童为主;隐性感染者和无症状带毒者也有病毒感染,但没有疾病表现,多数是成年人。患者与无症状者感染比例为,在 0～4 岁儿童中 4∶1;5～12 岁儿童是 1∶2;大于 20 岁是 1∶8。健康人病毒携带率 5 岁以下为 13%,20 岁以上为 25%。年龄越小患病的可能性越大,而年龄越大病毒携带率越大。在疾病流行期间,患病儿童和隐性感染者是主要传染源,急性期(发病早期)的患者传染性最强。散发期间,隐性感染者是主要传染源,他们同样也具有传染性,由于他们没有症状,活动范围又大,常不引起人们的警惕,故可以不断传播病毒。当隐性感染者不断增加,就导致一次大流行。也就是说,正常儿童虽然没有直接接触患病的儿童,也会通过接触隐性感染者而患病。因此,隐性感染者的存在为预防工作带来了困难。

2. 传染性

病原体的种类、数量、毒力、易感者的免疫状态决定这种疾病的传染强度和传染范围。EV71病毒常常隐藏在人体内外,在肠道中进行繁殖,再随食物残渣及粪便排出体外,在下水道污水中可存活3～5天之久。它还可以越过一般的清洁剂、肥皂粘在人的手指上,通过握手或拥抱传播给另一个人。手足口病具有较强的传染性,隐性感染比例大、传播途径复杂、传播速度快,短期即可造成较大范围的流行,疫情控制难度大。在急性期发病前就能从患病儿童的咽部与粪便中检出病毒,通常以发病后1周内传染性最强,愈后数周内仍具有传染性。患者咽部排出病毒,可持续3～5周;粪便排出病毒,可持续3～5周。疱疹液中含有大量病毒,破溃后病毒可溢出。

3. 传播途径

每一种病原体都是通过一定特有的方式,从感染者传播到新的易感染者体内。手足口病原体主要是通过人群间的密切接触,通过唾液、疱疹液、粪便污染进行传播的。传播途径有3种:

(1)人群密切接触感染,在家里或幼儿园和托儿所,被患病儿童的唾液、疱疹液、粪便污染的手、毛巾、牙杯、玩具、食具、奶具,以及床上用品、内衣等都可以通过日常接触传播。

(2)通过空气(飞沫)经呼吸道感染,当患儿呼吸、咳嗽、打喷嚏时,都可以将咽喉分泌物及唾液中的病毒播散到空气中,并通过空气飞沫传播给其他人。

(3)通过饮用或食入被病毒污染的水、食物而感染。80%感染者排出的粪便中病毒可存活 2 周左右,在此期间通过污染水源、食物、餐具、玩具等途径散播。如果家庭和幼儿园的水源被病毒污染,可以造成集体感染和家庭聚集发病现象。在医院,也可以通过门诊交叉感染和口腔器械消毒不严造成传播。

4. 易感人群

人对引起手足口病的肠道病毒普遍易感,病毒隐性感染与显性感染之比为 100：1。多数成年人因曾获得过隐性感染,故其血液中可存在特异性抗体,而具有免疫力,一般不会发病。儿童普遍容易感染,4 岁以下幼儿是主要易感人群,易感性随年龄增长而降低。3 岁以下的婴幼儿自身抵抗力低下,母体所赋予的抗体已消失,而自身的细胞及体液免疫机制尚未发育完善,他们最易感染EV71,且一旦感染,更容易引起脑膜脑炎、瘫痪等合并症。

5. 流行性

传染病可以在一个短时期内,在某一地区或某一单位迅速传播、蔓延,这就是传染病的流行性。传染病的传染性决定了流行强度和广度,手足口病传染性较强,每隔2～3 年流行 1 次。在非流行期间,隐性感染、病毒携带者,以及易感儿童逐渐增加,累积达到一定数量时,便可出现新的流行。EV71 的活性是间歇性的,经过 2～3 年或者更长时间的静止期后,会在某个地方找到突破口,大规模暴发。幼托儿童的发病率高于散居儿童,这是由于幼儿园内人口密集,空气流通较差,幼托儿童相互接触密切,食具集体洗刷等各种原因,极其容易引起暴发流行。

6. 季节性

传染病的病原体的存活对环境的温度、湿度要求较高,在适宜的环境中容易引起流行,从而显示了传染病的季节性。虽然手足口病一年四季都可以发病,但肠道病毒更适合在温暖、潮湿的环境中生存与传播,所以夏秋季多见,冬季较少。近年来,手足口病的发病率升高,并呈现季节性流行(5～8月份)和全年散发趋势。

7. 地方性

传染病受地理条件,气温条件变化的影响较多,更容易在一定的地理范围内流行。手足口病分布较为广泛,没有严格的地域性,但主要集中在热带、亚热带、温带区。农村及卫生条件较差地区的儿童发病率较高。

8. 免疫性

传染病的病原感染人体,可使人体产生一定的免疫力,所以多数传染病痊愈后,可能对同一种传染病病原体有一定免疫力。患过某种疾病,体内产生了特异性抗体,将会得到终身免疫,这称为自然感染。人对引起手足口病的肠道病毒普遍易感,显性感染和隐性感染后均可获得特异性免疫力,持续时间尚不明确。感染后可获得免疫力(局部抗体和中和抗体),EV71各型间无交叉保护,病例再感染发生率为3%。目前,对手足口病还没有预防感染的疫苗和特效药物。

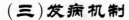

（三）发病机制

　　肠道病毒由肠道或呼吸道侵入人体后,在小肠、咽部的上皮细胞及附近淋巴细胞内复制,然后进入血液循环形成第一次病毒血症,此时病人可出现轻度症状。病毒随血液进入各种靶细胞,并继续复制导致组织细胞损害。同时,另一些肠道病毒再次进入血液循环,使各种靶细胞再一次受到侵害,出现明显临床症状。随着机体抗病毒免疫力的增强,机体逐渐恢复。当病人体内产生具有抑制病毒复制的干扰素及特异性中和抗体时,病毒在血液循环中消失。组织损伤主要通过病毒在细胞内复制产生抑制因子,抑制细胞核糖核酸和蛋白质合成而导致细胞破坏。

二、临床表现

（一）疾病发生特点

儿童手足口病像所有的传染病一样，都有其发生、发展及转归的特点。此病的转归与儿童的抵抗力、病毒的毒力、诊断及时及治疗得力有明显关系。

1. 潜伏期

潜伏期是指病原体侵入人体起，至首发症状时间。潜伏期对传染病的诊断与检疫有重要意义。同一种传染病可以因人体的抵抗力不同，潜伏期长短也不尽相同。肠道病毒 71 型感染的平均潜伏期为 4 天，最短为 2 天，最长为 7 天。

2. 前驱期

前驱期是潜伏期末至发病期前，这个时期较短，可以出现某些临床表现，多数是非特异性的，也称为前驱表现。与其他传染病一样，在皮疹出现之前，患手足口病的儿童可以出现非典型的表现，如乏力、头痛、微热等，也伴有头痛、鼻塞等感冒的症状，常容易误诊为感冒。发热常常是主要的前驱表现，抵抗力强的儿童，一般体温多在 38℃以下，持续时间较短，有的患者没有发热表现，其他的前驱表现也不明显。抵抗力弱的婴幼儿，病情较重的孩子会出现高热。这个时期因皮疹尚未出现,所以难以通过这些前驱症状来确定诊断。

3. 发病期

当疾病的特有症状陆续出现的时期,就是发病期。这个时期开始出现典型疾病表现,如出现皮疹,并逐渐增加。在这个时期,抵抗力强的患儿症状较轻,病程也较短;抵抗力低的儿童可以出现合并症。

4. 恢复期

随着机体的抗体产生,病原体逐渐被消灭,临床症状陆续消失,皮疹开始消退,病程进入恢复期。进入恢复期的时间与机体抵抗力有关。

5. 疾病转归

疾病的病情变化及转归,有助于诊断疾病。手足口病有自然病程,但疾病发展快慢、病程长短,疾病轻重,是否伴有合并症,是否留有后遗症等,与患儿的抵抗力和治疗的效果有关。肠道病毒感染引起的手足口病多数病情较轻,7~10 天内便会痊愈,也不会遗留并发症。EV71感染容易引起合并症,在抵抗力低的幼小儿童发病率高,病程较长,其疾病恢复与治疗力度有关。

(二)临床表现特点

1. 皮疹的特点

皮疹是手足口病的重要特征,观察皮疹特点主要是注意皮疹的形态,皮疹出现的日期、部位、出疹顺序、皮疹的数目等。发病 1~3 天后,手、足的掌部和背部相继出现皮疹,少数孩子可以发生在四肢及臀部,躯干部极少见。皮疹初为粟米样红色斑丘疹,很快发展为 2～4 毫米大小的水疱,疱壁薄,内液清亮,周围绕以红晕,水疱溃破后可形成灰白色糜烂面或溃疡,无疼痛和瘙痒的感觉,愈合后不留痕迹,手足的皮疹戳破后,其中会流出微浑的液体,里面含有引起手足口病的元凶——肠道病毒。然后水疱的中心凹陷、变黄、干燥、脱掉(脱屑)。皮疹一般 2～5 天会逐渐消退,很少有融合成片的皮疹。

2. 疼痛性口腔炎

早期的皮疹出现在口腔黏膜上。在口腔的硬腭、颊部、牙龈及舌部出现疼痛性小水疱,很快破溃后形成溃疡,周围绕以红晕。当口腔的水疱破溃,形成小溃疡后,孩子会因异常疼痛,咽下困难,流涎,而影响哺乳或进食。

3. 肠道病毒 71 感染皮疹总结

不像蚊虫咬、不像药物疹、不像口唇牙龈疱疹、不像水痘,所以又称四不像;而临床上更有不痛、不痒、不结痂、不结瘢的四不特征。

4. 典型的手足口病图片

见封 2、3(彩图 1)、(彩图 2)、(彩图 3)、(彩图 4)、(彩图 5)、(彩图 6)、(彩图 7)、(彩图 8)。

5. 重症病例特点

EV71 是引起严重合并症的主要病毒,它攻击的对象主要是缺乏免疫力的婴幼儿,以 3 岁以内的婴幼儿最多见。它更容易在重要的器官心、肺、脑及神经系统进行病毒复制,摧毁正常的细胞,引起多系统的损伤。出现合并症的患者都是重症病例,有 10%～70% 的病例可以出现

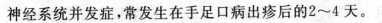

神经系统并发症,常发生在手足口病出疹后的2～4天。

(1)重症病例早期表现:如果小于 3 岁的婴幼儿,在短期内出现了持续高热不退,呼吸和心率加快,末梢循环不良,精神差,伴有惊厥或肢体抖动等表现。外周血白细胞计数明显增高,血糖升高等。具有这些特征就意味着病情加重,有合并症的发生,应密切观察病情变化,进行必要的辅助检查。有少数重症病例可能没有明显的特异性皮疹,主要表现是神经系统症状,并迅速恶化,诊断上有一定的困难,应及时做病原学检查确定诊断。

(2)神经系统表现:当发热超过 3 天,伴有嗜睡,这是神经系统受累的高危表现,值得重视。神经系统合并症主要是脑膜炎、脑脊髓炎、脑炎等。主要表现除了发热,还伴有头痛、恶心、呕吐、畏光、眩晕、疲倦或烦躁不安、易激惹、精神异常、人格改变、记忆力下降或丧失、多动、自律性下降、定向力下降、幻觉或幻想等;如进行性加重,可以出现意识障碍,如嗜睡、昏睡、昏迷等;神经功能受损表现,如四肢无力、偏瘫、单瘫或四肢瘫,视野缺损、脑神经功能缺损;惊厥发作时,表现为局灶型、全身型或混合型,严重者呈惊厥持续状态;出现脑疝,可表现呼吸节律不规则、瞳孔不等大等。前囟未闭合的患儿可出现前囟隆起、张力增高;重症者有浅反射消失,深反射降低或亢进,甚至阵挛;锥体束征,如巴氏征阳性;脑膜刺激征颈项强直,克氏征和巴氏征阳性。根据神经系统受累的程度将脑干脑炎分为三级:Ⅰ级表现为肌震颤和共济失调,5%的患儿留有永久性神经系统后遗症;Ⅱ级表现为肌震颤和脑神经受累,20%的患儿留有后遗症,Ⅲ级表现为心肺功能迅速衰竭,80％的患儿死亡,存活者都留有严重的后遗症。

(3)神经源性肺水肿:这是由于颅脑损伤、中枢神经系统或其他疾病引起的突发性颅内压增高而导致的肺水肿,称为中枢性肺水肿。在早期仅表现为心率增快,血压升高,呼吸急促等非特异性临床表现,胸部 X 线检查无异常发现或仅有双肺纹理增粗模糊,早期诊断较为困难。随着病情加重,出现皮肤苍白湿冷、双肺湿啰音、咳粉红色泡沫痰、急性呼吸困难和进行性低氧血症为特征,类似于急性呼吸窘迫综合征(ARDS)。胸部 X 线检查双侧肺部大片浸润影。这时虽然明确诊断,但救治较为困难,病死率高达90％。

(4)心肌炎:肠道病毒感染心脏容易受累,特别是柯萨奇病毒感染。心肌炎的早期表现主要是乏力、精神不佳、烦躁、心率加快。由于伴有发热容易掩盖心肌炎的早期表现,早期确诊心肌炎有一定的困难。心脏以外的非特异性症状,如面色苍白、四肢发凉、出冷汗、精神极度萎靡(间或有烦躁)、腹痛也是暴发性心肌炎的常见症状,其发生率高达40％,对确诊暴发性心肌炎价值较大,有上述情况的患儿应立即测量血压、心电图,检查心肌酶谱、肌钙蛋白。心脏损伤严重可表现为面色苍白、呼吸困难、食欲缺乏、拒食等,年长儿自诉心前区不适、心慌、憋气、头晕等。检查可以发现心率增快,第一心音低钝、奔马律、心律失常或心动过缓,血清心脏肌钙蛋白和肌酸激酶同工酶(CK-MB)明显升高。极为危重者出现暴发性心肌炎、严重心力衰竭、心源性休克,病死率高达30％。

暴发性心肌炎诊断标准：

①突然起病，24 小时内即发展到危重情况，早期只有非特异症状。

②具有以下四种情况的一种可以诊断，即心源性休克、心力衰竭、心脑综合征、心律失常（三度房室传导阻滞或室性心动过速）。

③心肌活检有多处坏死灶。

④肾上腺皮质激素能减轻病情，但不能改变病程。

⑤一般 1 个月左右治愈，很少转变为慢性。

三、实验室检查

(一)一般检查

1. 血液常规检查

一般白细胞计数正常,重症者可明显升高。

2. 生化检查

肝功能、心肌酶谱轻度升高,提示有肝功能和心肌受损。重症病例有血糖升高。

3. X 线胸片或胸部 CT 检查

X 线胸片表现双肺纹理增多,呈网格状、点片状、大片状阴影,部分单侧为著,并快速进展为双侧大片阴影。

4. 心电图

无特异性改变,可见窦性心动过速或过缓,ST-T 改变。并发心肌炎时可有多种心律失常图形。

(二)病原学检查

临床诊断病例符合下列条件之一,即可诊断为实验室确诊病例。

1. 病毒分离

这是确定手足口病病原的金标准。主要方法为,采集患者发病初期(1～4 天)的疱疹液、咽拭子或咽喉洗液、粪便或肛拭子、脑脊液或疱疹液,以及脑、肺、脾、淋巴结等组织标本,从中分离出可以导致手足口病肠道病毒(CVA16 或 EV71)等。病毒分离率与采集标本的时间及标本的种类有关,以粪便标本分离率最高,病后 10 天仍可分离阳性。疱疹液标本分离率较低,但可作为本病的确诊依据。

2. 血清学检验

这是目前手足口病病原诊断的常用方法。取发病早期和恢复期的双份血清做中和试验,若血清特异性抗体有 4 倍及以上增长,则有诊断意义;亦可检测其特异性免疫球蛋白 M(IgM)抗体(常用 ELISA 法)。病人血清中特异性 IgM 抗体阳性,或急性期与恢复期血清免疫球蛋白 G(IgG)抗体有 4 倍以上的升高。

3. 核酸检验

近年来,基因芯片技术已用于微生物感染诊断。自病人血清、脑脊液、咽拭子或咽喉洗液、粪便或肛拭子、疱疹液,以及脑、肺、脾、淋巴结等组织标本中可检测到病原核酸。采集咽拭子及其他部位标本进行聚合酶链反应(PCR)检测病原核酸,如果患者有疱疹,则至少取 2 个疱疹的拭子,如果没有疱疹,则取肛拭子,这样可以提高病毒的检出率,对于实验室诊断更有价值。

4. 病理改变

口腔溃疡性损伤和皮肤斑丘疹为手足口病的特征性病变。光镜下斑丘疹可见表皮内水疱,水疱内有中性粒细胞、嗜酸性粒细胞碎片,水疱周围上皮有细胞间和细胞内水肿,水疱下真皮有多种白细胞的混合型浸润。电镜下可见上皮细胞内有嗜酸性包涵体。脑膜脑炎表现为淋巴细胞性软脑膜炎,脑灰质和白质血管周围淋巴细胞、浆细胞浸润,局灶性出血和局灶性神经细胞坏死,以及胶质反应性增生。心肌炎表现为局灶性心肌细胞坏死,偶见间质淋巴细胞和浆细胞浸润。肺炎表现为弥漫性间质淋巴细胞浸润、肺泡损伤、肺泡内出血和透明膜形成,可见肺细胞脱落和增生,有片状肺不张。

(三)特殊检查

对有神经系统表现者,在病情允许的情况下尽可能及早进行脑脊液检查和脑、脊髓磁共振检查。

1. 脑脊液检查

外观清亮,压力增高,白细胞增多(危重者多核大于单核),蛋白正常或轻度增多,糖和氯化物正常。

2. 磁共振

以脑干、脊髓灰质损害为主。

3. 脑电图

部分可表现为弥漫性慢波,少数可出现棘(尖)慢波。

四、临床诊断

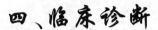

　　传染病主要是根据病例的临床特征,结合流行病学史、实验室检查进行临床诊断。手足口病主要是根据皮疹的表现特点,发生的部位进行诊断。手足口病的接触史、流行状态,在诊断中有重要的参考意义。虽然发热是手足口病的早期表现,但并非每个患儿都会发热,其他儿科有许多疾病也会发热。典型的皮疹多数是随着病情的进展而出现,所以早期诊断是较为困难的。

(一)流行病学史

　　流行倾向:当地幼托机构或学校是否有类似疫情。接触史:有无手足口病病例与类似患者接触史。季节:是否在好发病的夏秋季节。发病年龄:以学龄前儿童为主。

(二)临床特征

　　诊断标准参照卫生部 2008 年 5 月 6 日公布的手足口病防治指南,手足口病诊断标准如下:

1. 疑似病例

　　年龄≤5 周岁,近 3 天内有发热病史,并有以下任意两项表现者:

（1）有咳嗽、呕吐等症状。

（2）出现精神差、易激惹、肢体无力及抽搐等神经系统表现。

（3）手、足、口腔、肛周疱疹或溃疡。

（4）X线胸片异常。

（5）有上述类似病例接触史。

2. 重症病例

（1）有手足口病的临床表现，同时伴有肌阵挛，或脑炎、急性弛缓性麻痹、心肺衰竭、肺水肿等。

（2）手足口病流行地区的婴幼儿虽无手足口病典型表现，但有发热伴肌阵挛，或脑炎、急性弛缓性麻痹、心肺衰竭、肺水肿等。

（三）病情分类

根据发病年龄、临床表现和病情轻重分类。

1. Ⅰ类（轻症）

体温 39℃ 以下或不发热，手掌或脚掌出现斑丘疹和疱疹，臀部或肛周也可出现皮疹。口腔黏膜出现散在的疱疹，患儿一般情况良好，心率、呼吸频率正常，无休克现象和神经症状者。

2. Ⅱ类（高危人群）

有手足口病的典型皮疹和口腔表现，年龄小于 3 岁，体温 39℃ 以上，发热 3 天以上，血白细胞总数＞$17.5×10^9$/升或有中枢神经系统症状、体征者，应视为高危人群留观或住院观察、治疗。

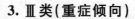

3. Ⅲ类(重症倾向)

除有皮肤、口腔黏膜表现外,有可能短期内发展为重病例,出现呼吸急促或呼吸困难,心率增快或减慢、面色苍白、末梢循环不良,或有中枢神经系统表现,如肢体无力或肢体抖动、嗜睡或抽搐、头痛、频繁呕吐、血糖升高。

4. Ⅳ类(重症)

符合下列分项中至少一项:急性脑脊髓炎,有急性肢体麻痹、明显意识障碍、抽搐、局部脑脊髓或脑神经异常或脑电图提示脑伤害,并排除癫痫、热症等其他病因;抽搐,合并无明显诱因之心动过速(心跳每分钟超过 140次)、血压升高或高血糖症者;败血性症候群(SIRS);呼吸衰竭,包括急性肺水肿、肺出血或急性呼吸窘迫症;心脏衰竭。

五、鉴别诊断

（一）手足口病与水痘鉴别

水痘是由水痘-带状疱疹病毒所引起的，儿童各年龄段均可发病，也有幼儿园、学校集体发病的现象，发病多在冬春季，夏季较少见。

典型的水痘皮疹为痘状皮疹，比手足口病的皮疹要大。水痘的皮疹有典型的从斑疹→丘疹→水疱→开始结痂的转变过程。皮疹呈向心性分布，开始出现在躯干，逐渐延及头部和面部，最后达四肢，以躯干为多，面部及四肢较少（彩图 7）。而手足口病皮疹主要分布在口腔、四肢及臀部。水痘容易破溃形成浅表性溃疡，然后结痂，有疼痛感及痒感。水痘最常见的合并症是皮肤感染，水痘的水疱破溃，如果皮肤伴有细菌污染，很容易继发细菌感染。手足口病的皮疹不容易破溃，也没有结痂，没有痛感和痒感，也不容易感染。水痘的口腔皮疹或疱疹较为少见。

水痘可继发脑炎，多数发生在疾病的第 3～8 天。神经系统的并发症，还有急性感染后小脑共济失调，也可出现横断性脊髓炎，脑神经麻痹和多发性硬化样等。免疫力低的孩子也容易合并肺炎。轻者可无症状，或只有干咳,重者有咯血、胸痛、气急、发绀和发热等,严重者可致命。

(二)手足口病与单纯疱疹鉴别

单纯性疱疹是由单纯疱疹病毒感染引起的一种出疹性疾病。单纯疱疹病毒常存在于正常人的皮肤黏膜表面,一般不会引起疾病,也没有疾病的表现,容易被忽视。当孩子的身体抵抗力降低,如发热、日照、受伤、着凉、消化不良或使用免疫抑制药时,都可引起皮肤疱疹发生,而且还有可能反复出现,并可以将病毒播散于易感的接触者。

单纯疱疹病毒主要是通过呼吸道的鼻咽部、口腔,以及破损皮肤侵入人体。单纯疱疹与手足口病相同,可以通过与患病的儿童直接接触感染,也可以接触被污染的物品间接感染,如接触过疱疹性口腔炎儿童用过的食具可以引起病毒传播。所以,病毒容易在卫生条件差的家庭或托儿所中传播,单纯疱疹不像典型传染病那样,疾病发生常伴有流行或集体发病,所以没有将此病列入传染病。

单纯疱疹感染可以发生在任何部位,以疱疹性牙龈炎最为常见。可以发生于任何年龄的儿童,以 1～5 岁儿童多见。疱疹主要发生在口腔周围,如口唇、颊黏膜、上腭等处,疱疹为小水疱和糜烂,并伴有牙龈充血肿胀、易出血等,口腔周围也可出现小水疱。轻型疱疹很少播及到身体的其他部位。皮疹的水疱明显,恢复快,痊愈后不留瘢痕,常发生在上呼吸道感染后。对于抵抗力较低的儿童,如严重营养不良或有其他感染的儿童、某些皮肤病患者、免疫缺陷和应用免疫抑制药者,一旦感染了单纯疱疹病毒,可导致全身血行播散。全身感染可以有肝炎的表现,如进行性黄疸、肝脾大、呕吐、嗜睡;也可以有脑膜脑炎的表现,如发热、头痛、精神错乱、昏迷等,严重的可以出现呼吸困难和循环衰竭。全身感染可以没有皮肤表现,病情重,可危及生命,存活者常有严重神经系统后遗症。

(三)手足口病与口蹄疫鉴别

口蹄疫由口蹄疫病毒引起,目前有 7 个血清型、65 个亚型,主要侵犯猪、牛、马等家畜。对人虽然可致病,但不敏感。一般发生于畜牧区,成人牧民多见,四季均有。口蹄疫需先有当地牲畜口蹄疫发生或流行,并有与病畜接触机会,或饮用病畜污染而未加热的奶等感染关系。口蹄疫与手足口病是截然不同的两种传染病,口蹄疫由口蹄疫病毒感染引起的,属人与动物共患疾病。手足口病的发生与食用猪肉等肉类食品没有任何关系。口蹄疫传染源是患病的牛、羊、猪等动物。只有先出现动物疫情,才有可能使人患病,如果还没有动物疫情发生,就不会有人间口蹄疫疫情。诊断主要依据是与病畜的接触史、传染源只能是病畜,人与人之间不传染。

发病人群不同。人患口蹄疫决定于与病畜的接触,发病人群的年龄广泛;手足口病主要是幼儿传染病,3 岁

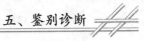

以下患儿占绝大多数,很少有超过5岁以上者。

人感染后出现发热,口腔牙龈潮红、水疱,口蹄疫、手足口病虽患病部位在口腔、手指间、足趾端有相似之处,但症状、体征各有不同。这种病症也可见于手掌及足趾。全身症状有发热、头痛、恶心、呕吐、腹泻等。

（四）手足口病与口腔炎鉴别

口腔炎是口腔黏膜损伤引起的炎症表现,由于原因不同,口腔的皮疹表现也有不同。但与手足口病不同的是,口腔炎的皮疹多局限于口腔,有时皮疹表现有些相似难以判断,但很少伴有其他部位的皮疹,不会有机体发病和疾病流行,也很少有严重的合并症。

1. 溃疡性口腔炎

这是儿童常见的口腔黏膜出疹性疾病,主要是由链球菌、金黄色葡萄球菌、肺炎链球菌、铜绿假单胞菌或大肠埃希菌等感染引起的,口腔出现白色假膜,也称"假膜性口炎"。口腔溃疡可以发生在口腔任何部位,更常见于唇内、舌及颊黏膜等处,也可蔓延到唇和咽喉部。开始是口腔黏膜充血、水肿,可有疱疹,然后出现糜烂或溃疡,口腔黏膜表面覆盖一层灰白色或黄色假膜,边界清楚,易于擦去,擦后遗留溢血的糜烂面,不久又重新出现假膜。溃疡的部位疼痛难忍,尤其是孩子因为疼痛而拒食,口水流出也增加。溃疡性口腔炎会发生在发热后,从口腔表现难以与手足口病鉴别,但口腔溃疡很少伴有其他部位的皮疹。

2. 鹅口疮

鹅口疮是由白色念珠菌感染所引起的一种婴幼儿口腔黏膜疾病，口腔内颊、舌、牙龈及腭部黏膜出现像雪片一样的白色假膜，所以也有人称为雪口病。此病多见于婴儿，年龄愈小，愈容易发生。长期使用抗生素类药物或糖皮质激素，也可以使口腔内的正常菌群失调，导致真菌感染。鹅口疮不伴有发热，也无明显疼痛，用制霉菌素药水可以很快擦掉。

3. 变应性口腔炎

变应性口腔炎是口腔黏膜的过敏性疾病，也就是口腔黏膜对某种物质产生的变态反应。引起发病的因素，主要是容易引起过敏的物质，如食物、调味品、唇膏、护肤品、牙膏、漱口水、牙齿清洁剂，还有口腔局部使用的药物，如抗生素、麻醉药、防腐剂、糖皮质激素等。此病可发生于任何年龄的儿童，多有过敏性体质。口腔黏膜损害可以发生在口腔黏膜任何部位，常见于唇、颊、舌、腭等处。口腔黏膜充血、水肿，然后出现水疱，如果水疱破溃，可形成大小不等的糜烂面。孩子会感觉到疼痛，常有口腔局部烧灼感、疼痛、感觉异常、麻木、味觉异常、唾液增多等自觉症状，这些表现难以与其他感染性口腔疾病鉴别。变应性口腔炎的皮疹是多种多样的，光凭口腔表现很难与手足口病的皮疹相鉴别，如伴有口唇红肿，口周发痒、发麻等表现，就能确定诊断。如果能停止使用这些致敏物质，口腔病变就可以自然愈合。这些变态物质可以通过不同途径引起人体产生变态反应，但口腔直接接触引起的反应，仅见于口腔局部，而口服或注射引起的反

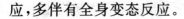

应,多伴有全身变态反应。

4. 口角炎

口角炎皮疹主要发生在口角部位,在发病的初期,口角周围发红发痒,继而出现疱疹、裂缝,有剧烈的疼痛,张嘴困难,会持续1～2周,直到口角疮面结痂,才会逐渐脱落、愈合,有时还伴有舌炎、唇炎等。

5. 舌舔皮炎

这是由于孩子经常反复舔吮口周皮肤引起的,病变常发生在被舌头舔的部位,这些部位可以出现丘疹、褐斑、红斑、鳞屑等,反复发炎,在口周形成一个窄小的色素圈,皮肤颜色逐渐由红色变为黑褐色,看上去好像有个黑褐色圈套在嘴上,这是典型症状。大多数患儿无自觉症状,少数可有轻度瘙痒及烧灼感。多数儿童有不良舔吮习惯,如皮肤破溃可继发感染。

6. 口涎炎

孩子有吮指、咬唇、衔物等习惯,口周的皮肤浸渍,也会产生感染,引起口角炎。在出牙时期,唾液腺分泌过多,而年幼的孩子不会吞咽,大量的唾液从孩子嘴角处流出,形成温暖潮湿的环境,有利于白色念珠菌生长繁殖,导致真菌口周感染。病变主要发生在口水流经的部位,常见唇周,该部位出现红色小斑疹、小丘疹、皲裂,乃至皮肤有细小的脱屑,最后形成黑褐色的色素沉着。

(五)手足口病与皮炎鉴别

皮炎是皮肤损伤的表现形式,以皮疹为主要表现。

不同的病因引起皮疹表现是各不相同,发生部位也有不同。这些皮疹有季节性,但很少有流行或集体发病的,也很少伴有全身表现。

1. 虫咬皮炎

这是指昆虫叮咬人类皮肤而引起的炎性皮肤病,夏、秋季好发。当人的皮肤被虫类叮咬,其毒液或虫体的毒毛接触皮肤,可引起毒性反应和(或)变态反应,儿童的这种反应较成年人明显,也较为严重。皮疹常出现在小儿皮肤的暴露部位如头面部、四肢,穿开裆裤的幼儿还可以发生在臀部,少数会发生在腰部。皮疹为红色水肿性丘疹,黄豆大小,表面可出现水疱及大疱,皮损中心可见叮咬痕迹,散在分布,有刺痛、灼痛、奇痒的感觉。被抓痒的皮疹,水疱破裂,可以出现结痂,或继发感染(彩图8)。

2. 儿童丘疹性皮炎

这种皮炎也称沙土性皮炎,是由于儿童皮肤本身娇嫩,防御功能较低,加上孩子喜爱在户外玩沙土,当幼嫩的皮肤经过沙土的反复摩擦,并在阳光暴晒和汗液浸渍后,从而导致皮肤发炎。沙土性皮炎好发于3~10岁的喜爱玩沙土的孩子,虽然一年四季可发生,但在夏、秋季更多见,因为这个季节儿童更喜爱在户外玩耍,而且气候炎热和潮湿。皮疹发生的部位主要是接触沙土的部位,如手背、手腕,有时也可以出现在前臂,甚至大腿、臀部出现皮炎。皮疹开始为许多密集的如针尖或粟粒大小的丘疹、小水疱样的皮疹,皮肤及皮疹不发红。当皮疹播及的面积扩大,皮肤变厚,呈苔藓样变,局部有灼热、刺痒感,常常会影响患儿睡眠。严重者皮肤出现肿胀、糜烂、流水等。

3. 尿布性皮炎

尿布性皮炎,也称尿布疹或红臀,是一种新生儿、婴幼儿常见的皮肤病,可以是排泄物对皮肤的直接损伤,也可以是尿布引起的皮肤过敏性损伤。尿布疹的特点:尿布疹主要发生在与尿布接触的部位,如外阴、臀部、下腹、股内侧等有边缘清楚的大片红斑及少数的丘疹,严重的可出现水疱、糜烂、溃疡。尿布过敏的主要表现为红臀,范围与尿布形状大小相同。

4. 痱子

痱子是儿童最常见的一种皮肤病,这是由于儿童,尤其是新生儿和婴幼儿的皮肤娇嫩,新陈代谢活跃,但汗腺发育、体温调节的功能又不成熟,在外界温度较高的环境中,皮肤小汗腺分泌过多的汗液,如汗液排泄不畅,外渗入周围组织,刺激皮肤形成疱疹,这就是痱子。皮疹为无红晕的针头大小、半透明水疱,疱壁薄,轻擦易破。好发于出汗较多的部位,如颈部、腋下,大腿内侧及躯干部,密集分布,常见于体弱、高热、大量出汗者。较胖的孩子,身体的皱褶部位容易引起皮肤相互摩擦,如颈部、腋下,大腿内侧等。痱子常演变成"对摩疹",出疹部位为一片潮红,还可以出现脱屑、湿润,甚至糜烂、皲裂等现象。

5. 疥疮

疥疮是疥虫寄生于人体的皮肤上所引起的一种接触性传染病,与患儿同卧一床或密切接触者均易受染,也可在散居婴幼儿及儿童集体机构中传播。皮疹特点:典型疥疮的皮疹为丘疹,直径约 0.4 毫米,有些带有水疱,主要发生的部位为皮肤薄嫩或潮湿处,如指间、腕部、腋部、臀下部、四肢屈侧、脐周及阴茎附近。患有疥疮的母亲也可以通过乳房部传染到乳儿面部,手掌和足底也易波及。痒也是疥疮的重要表现,尤以夜间明显,所以皮肤上不仅有丘疹和疱疹,也可见抓痕及血痂,部分皮肤还可以因抓破而继发化脓性感染。疥疮发生的部位有一定的特殊性,同时也能发现有疥疮病人的接触史。疥虫常钻入人体皮肤的表皮角质层,并开掘隧道,在隧道排卵,如在此处用针拨开,即可挑出疥虫,确定诊断。

六、西医治疗

（一）一般治疗

1. 普通病例治疗

发热伴手、足、口、臀部皮疹，部分病例可无发热。可以在家庭治疗，同时应密切观察体温及病情变化。

2. 疑似病例治疗

如果具备以下条件之一者需留观：

（1）外周血白细胞计数增高或降低。

（2）手、足、口腔、肛周疱疹或溃疡，且病程在 4 天之内。

（3）发热持续 2 天以上不退。病情加重，尤其是出现脑、肺、心等重要脏器功能异常表现；每天复查血常规，必要时复查 X 线胸片。

根据病情给予针对性的治疗；留观期间出现符合重症病例条件之一者，应依照重症病例处理。

3. 重症病例治疗

出现神经系统受累、呼吸及循环功能障碍等表现，实验室检查可有外周血白细胞增高、脑脊液异常、血糖增高，脑电图、脑脊髓磁共振、胸部 X 线、超声心动图检查可有异常。要加强对症支持治疗，注意维持水、电解质、酸碱平衡并保护重要脏器，避免并发呼吸道感染，生命体征

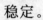

稳定。

（二）抗病毒治疗

1. 阿昔洛韦

阿昔洛韦为一种无环的嘌呤核苷酸类似物,其抗病毒作用为药物进入疱疹病毒感染的细胞后,与脱氧核苷竞争病毒胸腺激酶或细胞激酶,药物被磷酸化成活化性阿昔洛韦三磷酸酯,然后通过两种方式抑制病毒复制:

（1）干扰病毒 DNA 的多聚糖,抑制病毒的复制。

（2）在 DNA 多聚糖作用下,与增长的 DNA 链结合,引起 DNA 链的延伸中断。

阿昔洛韦在临床上主要用于带状疱疹病毒、单纯疱疹病毒引起的皮肤黏膜感染,该药进入感染细胞后可被病毒的胸腺嘧啶核苷激酶选择性磷酸化,从而逐渐转化为二磷酸酯和三磷酸酯,干扰 DNA 聚合酶,从而抑制病毒 DNA 复制,是一种高效、安全、广谱的抗病毒药,对非疱疹病毒感染的疾病治疗也有疗效。阿昔洛韦治疗剂量为每千克体重 10～20 毫克,加入 10％葡萄糖液 100 毫升中,静脉滴注,每日 1 次;或者口服阿昔洛韦每日每千克体重5～10 毫克,每日 3 次。阿昔洛韦作为一种高效广谱的抗病毒药物,具有明显缩短发热及皮损愈合时间,减轻口腔疱疹疼痛,且在治疗期间未见任何不良反应。

2. 更昔洛韦

更昔洛韦是继阿昔洛韦之后新开发的广谱核苷类抗病毒药物。抗病毒作用与阿昔洛韦类似,具有广谱的强

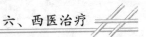

效抗病毒作用,是治疗疱疹性疾病的良药。其药理作用为竞争性抑制 DNA 多聚酶,并渗入病毒及宿主细胞的 DNA 中,从而抑制 DNA 的合成,对病毒 DNA 多聚酶的抑制作用较宿主细胞多聚酶为强。临床主要用于巨细胞病毒、水痘病毒、单纯疱疹病毒感染,治疗肠道病毒感染性疾病报道较少。更昔洛韦的治疗剂量每千克体重为 5～10 毫克,加入 10%葡萄糖液 100 毫升中,静脉滴注,每日 1 次,疗程 3～5 日。更昔洛韦治疗手足口病的疗效优于利巴韦林,热退及疱疹消退的时间显著短于利巴韦林。

3. 利巴韦林

利巴韦林在细胞内被腺苷激酶酸化形成单磷酸,干扰肌苷酸脱氢酶活性影响鸟苷酸合成,从而阻断 DNA 病毒复制,但其对病毒腺苷激酶依赖性太强,易产生耐药性,因而疗效相对较差,且有白细胞减少等不良反应,其使用受到限制。利巴韦林作为抗病毒的常用药,治疗小儿手足口病疗效肯定。治疗剂量为每千克体重 10 毫克,加入 10%葡萄糖液 100 毫升中,静脉滴注,每日 1～3 次,疗程 3 日;或者口服利巴韦林含片 1/4～1/2 片,每日 4 次。不良反应是罕见的出汗、食欲缺乏及低血糖等。

4. 干扰素

干扰素是一种强有力的抗病毒制剂,对多种病毒感染性疾病有明显疗效,通过在细胞内阻断病毒 mRNA 的翻译,抑制病毒核糖核酸合成,阻止病毒复制。同时,也能通过增强自然杀伤淋巴细胞毒素的活性而加强宿主免疫力。足量应用干扰素能提高机体的细胞免疫力,达到抑制病毒,促进机体康复的目的。100 万国际单位,肌内注射,每日 1 次,连用 5 日。

(三)免疫调节治疗

1. 丙种球蛋白

丙种球蛋白可以增加机体抵抗力,抑制柯萨奇病毒,减轻自身免疫现象的发生、发展。静脉使用为每千克体重每日 1 克,连用 2 日为宜。或者静脉注射免疫球蛋白,总量为每千克体重 2 克,分 2~5 日给予。

2. 糖皮质激素

糖皮质激素可使病毒在心肌组织内滴度增高,在心肌内停留时间延长,但可减轻心肌细胞凋亡与坏死。地塞米松每千克体重 0.5~1 毫克,每日 1 次。或者甲泼尼龙每日每千克体重 1~2 毫克;氢化可的松每日每千克体重 3~5 毫克;重症者可予短期大剂量甲泼尼龙每日每千克体重 30 毫克,每日 1 次,静脉注射,连用 3 日。

(四)支持疗法

主要药物有维生素 C、维生素 E、辅酶 Q_{10} 等。维生素 C 每千克体重每日 150~200 毫克,最大不超过 4 克,1 小时静脉滴注,15~20 日为 1 个疗程。可作为抗氧化治疗。

二磷酸果糖可以提供热能,还可增加动脉血氧释放量,减少心肌细胞凋亡,尤其适用于有心力衰竭者。剂量为每千克体重每日 150~250 毫克(最大量 5 克),每日 1 次。可作为增加能量。

除上述治疗方法以外,其他的治疗尚包括有效使用抗生素防治肺部细菌感染,保护重要脏器(如肝、肾)功能的治疗等。

(五)危重病例治疗

1.心肌炎治疗

(1)伴有心源性休克的患儿应监测血压、心电图,如有血压下降应立即静脉滴注多巴胺,每千克体重每分钟2~10微克,有心律失常者可用同等剂量多巴酚丁胺,每千克体重每分钟2~20微克,静脉滴注。根据血压调整剂量至最小有效量(使收缩压维持在80毫米汞柱以上)。应及时检查患儿血容量、酸碱平衡,对有酸中毒和低血容量者应及时纠正。

(2)伴有急性心力衰竭的患儿以强心利尿为主,应用正性肌力药物时的饱和剂量应较小(一般用常规剂量的75%),快速洋地黄化。毛花苷丙(西地兰):洋地黄化量为2岁以内每千克体重0.03~0.04毫克,2岁以上每千克体重0.02~0.03毫克,静脉注射,首次用1/2化量,余1/2化量分2次隔6~8小时1次给予。也可以用米力农每千克体重每分钟0.5毫克,静脉滴注。可以加用呋塞米每千克体重1~2毫克,静脉注射,每8~12小时1次;或以每千克体重每小时0.1~0.2毫克,持续静脉滴注。酚妥拉明每分钟2~6微克,静脉滴注。直至心力衰竭得到控制。

(3)伴有室性心动过速的患儿,可以用利多卡因首次

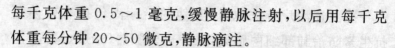

每千克体重 0.5～1 毫克,缓慢静脉注射,以后用每千克体重每分钟 20～50 微克,静脉滴注。

(4)三度房室传导阻滞患儿一般用阿托品、654-2、异丙肾上腺素等,同时应用糖皮质激素、丙种球蛋白。如心率仍不能达到每分钟 45 次,有明显胸闷、血压不能维持,可用异丙肾上腺素或临时心脏起搏。

2. 伴有神经系统症状和体征时的治疗

当出现头痛、呕吐、精神差、易激惹、嗜睡、肢体无力、肌阵挛、抽搐或急性弛缓性麻痹等,应密切观察呼吸、脉搏,如有呼吸频率加快,双肺痰鸣音,应及早行气管插管,清除分泌物,保持呼吸道通畅,随时准备应用呼吸机。头保持正中位,抬高 15°～30°;静脉注射甘露醇每千克体重每次 0.5～1.0 克,每隔 4～6 小时 1 次,20～30 分钟控制颅内高压,同时可交替应用呋塞米、白蛋白。神经系统受累早期应用丙种球蛋白可补充抗体,封闭抗原。丙种球蛋白总量为每千克体重 2 克,分 2～3 日给予,心功能差者应缓慢滴注。应避免患儿哭闹,适当给予镇静;积极控制惊厥和高热,限制液体入量;尿潴留者给予导尿;此期尽量避免腰穿,防止脑疝发生。

3. 神经源性肺水肿

如上述治疗及吸氧效果不好,可行机械通气,建议呼吸机初调参数:吸入氧浓度 80%～100%,峰值吸气压(PIP)20～30 厘米水柱,呼气末正压(PEEP)4～8 厘米水柱,频率(f)20～40 次/分钟,潮气量 6～8 毫升/千克,根据血气随时调整呼吸机参数。可应用血管活性药物,米力农每千克体重每分钟 0.25～0.75 微克维持治疗;甲泼

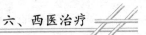

尼龙冲击疗法;静脉注射免疫球蛋白,总量每千克体重2克,分2日给予;适当控制高血糖;注射磷酸肌酸钠保护心脏。

4. 心肺衰竭治疗

这是手足口病最危重期。在原发病基础上,突然呼吸急促,面色灰暗,出冷汗,心率快,吐泡沫痰或血性泡沫痰,肺部啰音增多,血压明显异常,频繁的肌阵挛,惊厥和(或)意识障碍加重,以及高血糖、高血压、低氧血症,X线胸片异常明显加重或出现肺水肿、肺实变表现。处理方法为:①保持呼吸道通畅,持续吸氧。②确保两条静脉通道的通畅,监测呼吸、心率、血压和血氧饱和度。③及早气管插管,确保呼吸道通畅,确保氧的供给;出现呼吸功能障碍时,立即给予呼吸机进行正压机械通气。

5. 呼吸衰竭(呼衰)的治疗

应行机械通气,呼吸机的参数可参考为:Ⅰ型呼衰(氧分压下降,二氧化碳分压正常或下降)时,持续气管正压(CPAP)给氧。Ⅱ型呼衰(氧分压升高,二氧化碳分压下降)时,立即气管插管,行正压机械通气。呼吸机初调参数建议吸入氧浓度80%～100%,峰值吸气压(PIP)20～30厘米水柱,呼气末正压(PEEP)4～8厘米水柱,频率(f)20～40次/分钟,呼吸比(I∶E)1∶1.5～2,潮气量(T)6～10毫升/千克。以后根据血气分析结果随时调整呼吸机参数。

6. 急性呼吸窘迫综合征(ARDS)的治疗

当患儿呼吸窘迫,X线胸片示肺部弥漫性浸润影,$PaO_2/FiO_2 \leqslant 200$毫米汞柱,除外心源性因素时可诊为

ARDS。此时呼吸机的使用应采用肺保护性通气策略。其原则是：

（1）小潮气量（每千克体重 5～7 毫升）。

（2）高呼气末正压（PEEP）（FiO_2 为 0.6 时，PEEP 一般不低于 10 厘米水柱，可根据需要调至 15～20 厘米水柱，甚至 30 厘米水柱）。

（3）低氧浓度（FiO_2＜0.6）；限制气道平台压＜30 厘米水柱；频率 6～30 次/分钟，呼吸比 1∶1～1∶3。

（六）皮肤外用药物治疗

当口腔出问题时可用蒙脱石散的有效成分，即八面体蒙脱石微粒，其具有层纹状分子结构，对消化道的病毒、细菌及其产生的毒素有较强的固定、吸附和清除作用，对消化道黏膜有很强的覆盖能力，能与黏液蛋白相结合，提高黏膜屏障对攻击因子的防御功能，能促进上皮组织恢复和再生。对于手足口病的患儿，特别是严重口腔溃疡的患儿以适量蒙脱石散用温开水搅成糊状，每日 4 次，分别于早、午、晚饭后及睡前涂于口腔溃疡局部，可明显缩短小儿口腔溃疡的愈合时间。蒙脱石散口味香甜，患儿易于接受，未出现明显毒副作用。2％碘甘油为口腔黏膜溃疡外用药，有消毒、消炎，促进口腔黏膜修复作用，因微甜，小儿容易接受，无杂质，易于保持疮面清洁；也可以用西瓜霜喷剂喷患处，每日 4 次。较大的儿童可以含服含片进行治疗。对口腔局部疼痛较剧烈者，局部用含利多卡因的溃疡糊剂以减轻疼痛。

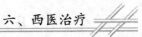

皮疹没有破溃的皮肤不需要用药。如果有皮疹破溃,可外用贲昔洛韦软膏或三黄洗;如出现细菌感染用2‰甲紫溶液涂患处,还可用金黄散或青黛散撒布患处,也可预防治疗细菌感染。

七、中医药治疗

小儿手足口病是上世纪 80 年代新发现的一种儿童出疹性传染病,在中医古代文献中没有对手足口病的专门记载,只是在宋代《小儿药证直诀》中概括了本病的疱疹特点"其疮出有五名,肝为水疱,以泪出如水,其色青小","病疱者,涕泪俱少,譬疱中容水,水去则瘦故也"。目前国内学者多数认为本病当归属中医的"时疫"、"春温"、"温病"、"湿温"范畴。暴发流行时中医称为"疫疹"。中医学对疫疹有丰富的治疗经验和切实有效的防治法则。

(一)中医病因病机

中医学认为,手足口病是外感时邪疫毒与肺、心、脾经内蕴湿热(毒)相搏,"随其虚处而所著",外泄郁结肌表所致。肺主表,人身之华盖,风、湿、疫邪首犯肺卫,肺气失宣,上逆则咳嗽,窍道不利则鼻塞流涕,邪正交争则发热;脾主肌肉四肢,运化水湿及水谷精微,时疫之邪与脾经内蕴湿热相搏结,外泄于体表,则可在其病变经气循行部位(手太阴肺经、手厥阴心包经、手少阴心经、足太阴脾经)见手、足、口红斑或疱疹;咽喉为胃之门户,时疫之邪与内蕴湿毒相搏结,上蒸口腔、咽喉,故口腔黏膜、咽喉见疱疹或溃疡;舌为心之苗,足太阴脾经上行挟咽,连舌本,散舌下,心脾两经湿热与邪毒循经上犯,则见舌面疱疹。若毒热炽盛,内犯气营,则患儿热重而疱疹密。集,根盘红晕显著。由于本病属于中医"温病"、"湿温"、"时疫"等范畴,就具有上述疾病的发病特点。病因多为外感温热病毒和时邪疫毒。温热病毒和时邪疫毒多从口鼻而入,自鼻而入者,先犯肺卫,肺气失宣,出现肺卫表证;从口而入者,先犯脾胃,出现纳运失调等脾系症状。

本病多发于夏秋季,中医学认为夏季暑邪当令,最易伤人,特别是小儿时期神怯气弱,气血未充,脏腑未坚,不能抗御暑邪,一旦被暑邪疫毒所侵,正不胜邪时,可卒然发病。暑为阳邪,病属温毒,最易传变。《温病条辨·解儿难》指出,"小儿肤薄神怯,经络脏腑嫩小,邪之来也,势如奔马,其传变也,急如掣电。"故有极少手足口病患儿起病即见气分证候,甚则出现气营两燔,或热陷心包等重危证。因为暑必化火,其性峻烈,火盛生风,风盛生痰,风、火、痰交结,产生高热、昏迷、抽风等危证。而热和痰、风又互有联系,互为因果。高热可引起抽风,抽风促使生痰,痰盛加重抽风和昏迷。其病机转归为热、痰、风相互充斥,风火相煽;内闭清窍,由闭及脱。加之,夏秋季节,暑必挟湿,湿乃阴邪,其性黏腻,尤以江南地区地卑湿蒸,或夏秋季节阴雨潮湿,人处气交之中,上受暑气,下湿上蒸,暑湿相合,内困中焦,蒙蔽清阳,故多出现湿邪偏胜的证候,所以此症患儿均多见舌苔厚腻、四肢困顿等表现。

手足口病属于中医"温病"的范畴,孩子易因感受疫毒时邪而致病,病位主要在肺、脾、心三脏。小孩子的脾胃和心肺都比较娇嫩,容易受到损伤。俗话说"病从口入",病毒时邪容易从口鼻入侵到孩子体内,引起发热、头痛、咳嗽、流涕等症状;如果邪毒影响到口舌,口腔里就会长疱疹,孩子会感到口里痛,不想吃东西,容易流口水;影响到四肢,就会出现手足长疱疹;影响到体内多个部位,疱疹就会在身上各个部位"全面暴发",这表明病症已经明显加重;如果邪毒进一步影响到心肺,甚至可引起气促、咳嗽、血淤、神昏、抽搐等危重的病象,严重的可合并心肌炎、肺水肿、脑炎、脑膜炎等病症,引起死亡。

根据中医温病的理论,本病的病机是风热病毒蕴于肺、心、脾、胃,蒸腾气营所致,病邪在卫气营之间。因为

1. 湿热夹毒 手足口病是由于湿热邪毒从口鼻而入,直趋中道,内归脾胃,所以很多患儿的初期表现为恶心、呕吐、腹泻等湿热邪毒侵犯脾胃的消化道症状。

2. 湿热邪毒 手足口病早期表现有发热,一般是以中低热为主,38℃左右,很少超过 39℃,说明该病的病因属性是湿热邪毒,不是以高热为主要临床表现的温热邪毒。

3. 湿热温病 手足口病的最典型的皮疹主要分布在手足口部位,并表现为丘疹,或水疱疹,这与湿热温病的"白"病机相一致的。

4. 湿热邪毒 也有部分患儿可以因病毒侵犯神经,表现为弛缓性麻痹等病毒性脑炎,重症肺炎,均是湿热邪毒,弥漫三焦,蒙上流下的表现。少数病人也可以表现为湿热邪毒流窜经络,表现为弛缓性麻痹等。

5. 湿热温病 从发病季节来看,7 月是手足口病的高发季节,正是长夏之时,湿蒸热动,湿热化毒,这与湿热

温病流行季节非常吻合。

6. 发病人群 从发病的人群上看,本病多见于儿童,尤其是 5 岁以下的儿童。这是由于儿童脾胃虚弱或脾失健运,湿浊内生,内外合邪而发病。

7. 传变速度 湿热邪毒与温热类温病相比较,传变相对较慢。温热病邪致病,则传变迅速,或逆传心包;或内入营血,闭窍,动血,动风;湿热病邪在化燥化热之前传变较慢,而且传变有一定的条件,一般是在化燥化毒,或从体质而变化,或湿热酿痰蒙蔽心包之后才会传变,传变有以下几种常见情况:一则表现为高热、神昏、谵语,乃湿热邪毒酿痰蒙蔽心脑之窍之征;二则表现为"脉浮大而芤,汗大出,微喘,甚则鼻孔扇者…吐粉红色血水者"乃湿热邪毒化燥,灼伤肺络,导致肺之化源欲绝;三则表现为突然"心悸,胸闷,气促,四肢厥逆",乃湿热邪毒攻心,心阳暴脱之候;四则湿热邪毒弥漫三焦,郁久发黄,诸窍为闭,秽浊塞窍的急黄证;这与手足口病合并脑炎,心肌炎,重症肺炎,重症肝炎时的表现极为相似。

(二)中医辨证施治

由于手足口病在现代医学上缺乏特效治疗药物,中药的治疗就显示其重要的意义。为了控制手足口病,许多中医药专家提供了各种治疗方剂,其治疗原则应以消热解毒、运脾养阴为主。

1. 按卫气营血理论辨证施治

(1)邪犯肺卫证:表现有微热,流清涕,喷嚏,咳嗽,手足可见斑丘疹,压之褪色,口腔内散在丘疱疹,疱浆少而透明,舌质淡红,苔薄黄或腻,脉濡。治疗以宣肺解表、化湿透疹为主,方剂可用银翘散合六一散加减,组成:金银花5~10克,连翘5~10克,桔梗5~10克,薄荷4~9克,淡竹叶4~9克,荆芥4~8克,牛蒡子4~8克,滑石5~10克g,淡豆豉4~8克,生甘草3~6克。

(2)毒在气分证:表现有发热,咽痛,口痛,烦躁不安,手足及膝、臀部有大小不等的丘疱疹,周围红晕,疱浆明亮,舌质红,苔黄腻,脉滑数。治疗以清热解毒、利湿化浊为主,方剂可用甘露消毒丹或三仁汤加减,组成:茵陈5~10克,黄芩5~10克,石菖蒲5~10克,贝母3~6克,连翘5~10克,射干5~10克g,藿香5~10克,薄荷5~8克,白豆蔻5~10克,滑石5~10克,杏仁3~5克,薏苡仁5~10克。

(3)热毒伤阴证:表现口腔内水疱溃破成小溃疡,局部红赤糜烂,手足臀膝等部位的疱疹液变为黄褐色,身热,口痛,咽痛,拒食哭闹,拒热饮,舌质红,苔少或花剥,脉滑数。治疗以解毒化湿、清热护阴,方剂可用竹叶石膏汤加味,组成:竹叶3~6克,石膏7~15克,半夏4~8克g,麦门冬9~10克,太子参3~6克,粳米5~10克,甘草3~6克g。

(4)肺胃阴伤证:主要表现有手足部疱疹自行消退,臀膝腿部皮疹结痂,脱落后不留瘢痕,口腔黏膜溃疡逐渐愈合,身不热,纳少,便干尿赤,舌质红,苔少或花剥,脉细数。治疗以清养肺胃、生津润燥,方剂可用沙参麦冬汤加减,组成:沙参5~10克,麦冬5~10克,扁豆5~10克,桑

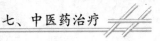

叶 5~10 克,天花粉 6~12 克,玉竹 6~12 克,生甘草 3~6 克。

(5)恢复期:表现为阴虚火热证,证见手足、口腔黏膜疱疹散在或消退,身热渐退,口唇干燥,食欲不振,舌红少津,脉细数。治法以调脾助运、养阴生津为原则。采用平脾散,主要成分为陈皮、厚朴、神曲、羚羊角、芦根、麦冬、苍术、砂仁等。两期均以三种散剂互相配伍,共奏清热解毒、利湿之功,使热去疹自退,脾运正常,虚火自灭,养阴津自生。

2. 按脏腑辨证施治

(1)风热犯肺证 表现为发热,流涕,咳嗽,咽红,口腔及手足可见疱疹、丘疹,舌红苔薄白,脉浮数。治疗宜清热宣肺,方剂用银翘散加浮萍、滑石等,组成:金银花 5~10 克,连翘 5~10 克,竹叶 3~6 克,荆芥 5~10 克,牛蒡子 5~10 克,薄荷 3~6 克,桔梗 5~10 克,生甘草 3~6 克,浮萍 4~8 克,滑石 10~15 克。

(2)毒热炽盛证 表现有发热,烦渴,流涎,面赤唇红,口腔疱疹或溃疡,手足可见疱疹,便干秘结,小便黄,舌红苔黄燥,脉洪或滑数,指纹紫滞至气关。治疗以清热解毒,方剂用凉膈散加减,组成:连翘 5~10 克,栀子 5~10 克,黄芩 5~10 克,黄连 3~6 克,神曲 5~10 克,竹叶 5~10 克,桔梗 5~10 克,僵蚕 5~10 克,蝉衣 3~6 克,赤芍 5~10 克,白芷 5~10 克,大青叶 5~10 克,生甘草 3~5 克。

(3)湿热蕴积证:表现为发热,汗出不畅,胸闷,倦怠,口秽流涎,手足口可见疱疹,舌红苔白腻或黄腻,脉滑数,指纹青紫。治以清热解毒利湿,方剂用甘露消毒丹加减,组成:厚朴5～10克,佩兰5～10克,扁豆花3～6克,黄芩5～10克,连翘5～10克,薄荷3～6克,滑石7～15克,石菖蒲5～10克,藿香5～10克,知母5～10克,苍术2～4克,生地5～10克。

(4)热盛伤阴证:表现为午后潮热,身热不扬,口渴,虚烦,大便干,小便短赤,疱疹稀疏,舌红少苔,脉细数,指纹淡紫。治以养阴清热,方剂用沙参麦冬汤加减,组成:沙参5～10克,麦门冬5～10克,扁豆5～10克,桑叶5～10克,天花粉6～12克g,玉竹6～12克,生甘草3～6克。

(5)急性期:急性期多为风邪犯肺、心脾蕴热证,表现为手足、口腔黏膜疱疹或溃疡,色红,发热,口渴,便干溲黄,舌质红苔黄,脉浮数。治法以清热解毒、凉血去湿为主。采用羚凉通散,主要成分为双花、连翘、豆豉、大黄、石膏、防风、荆芥、黄芩等。

(三)中医分期治疗

中医的辨证施治,可以按病情的轻重和证型来给药,早期辨证服用中药主要是改善症状、减少变证的发生。

1. 疾病早期阶段(邪伤肺卫证) 以卫分证为主,全身症状不严重为特征。临床主要表现为发热、微恶风、头痛身楚、咳嗽、鼻塞流涕等,甚至纳差、恶心、呕吐、泄泻等,舌苔薄白,脉浮数。治法有清凉解表,疏散风热。主要的方剂为银翘散加减。主要药物有金银花、连翘、竹叶、荆芥、牛蒡子、薄荷、豆豉、甘草、桔梗、芦根等。也可以用连翘 9 克、金银花 9 克、桔梗 9 克、薄荷 9 克、竹叶 4 克、荆芥穗 9 克、淡豆豉 6 克、牛蒡子 9 克、甘草 6 克。在银翘散的上根据患者临床症状,灵活地进行加减治疗,疱疹早透,可加升麻 6 克、葛根 10 克;若肌肤瘙者,可加蝉蜕 3 克、浮萍 6 克解肌透表;发热高者,加野菊花 10 克清热解毒。中成药可用精制银翘解毒胶囊、维 C 银翘片等。

2. 疾病发疹阶段(卫气同病证) 以发热、手足皮肤、口咽部出现大量疱疹为特征。临床主要表现为发热较甚,持续不解,口痛拒食,手足皮肤、口咽粘膜出现大量疱疹,局部瘙痒,伴有烦躁不安、口干口渴、尿黄赤,大便干结或便溏,舌质红、苔黄腻,脉滑数。治法以清热解毒,化湿透疹为主。方剂以甘露消毒丹加减。主要药物有金银花、连翘、黄芩、薄荷、白寇仁、藿香、石菖蒲、滑石、茵陈、板蓝根、射干、贝母等。可以根据临床表现,酌情加入野菊花、蒲公英、大青叶、茯苓、薏苡仁、紫草等药物,以加强清热解毒,化湿透疹作用。加减:恶心呕吐者加芦根、竹茹;高热不退者加葛根、柴胡、生石膏、知母;肌肤瘙痒甚者加蝉蜕、白藓皮。中成药可用痰热清注射液等。

3. 疾病发疹重症阶段(气营两燔证) 临床主要表现有壮热不解,夜晚尤甚,头痛剧烈,口痛剧烈难忍,手足甚至四肢皮肤、臀部疱疹斑疹密集,色泽紫暗,或成簇出现,疱液混浊或脓液,伴有小便黄赤,大便干结,舌质红绛、苔黄厚腻或黄燥,脉滑数。治法:清热解毒,透营祛湿。方剂:清瘟败毒饮加减。主要药物有黄连、黄芩、栀子、连翘、生石膏、知母、生地黄、赤芍、牡丹皮、大青叶、板蓝根、紫草、水牛角、羚羊角等。大便干结难解者可加大黄;烦

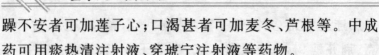

躁不安者可加莲子心;口渴甚者可加麦冬、芦根等。中成药可用痰热清注射液、穿琥宁注射液等药物。

4. 变证 上述经过积极治疗,可出现热退疹消,病情进入了恢复阶段。少数病例如毒邪没有及时祛除,耗伤气阴,可出现心悸、胸闷、气短;或邪毒炽盛,逆传心包,内陷厥阴,可出现壮热、神昏、抽搐等变证危象。

(1)疾病出现脑炎、脑膜炎、脑水肿等中枢系统改变的严重并发症阶段,临床主要表现为壮热、神昏、抽搐等神志改变。治法有清热解毒,醒脑开窍。方药为安宫牛黄丸、清开灵注射液等。

(2)气阴两伤,阴阳两竭证 本证处于疾病出现心力衰竭、呼吸衰竭等严重并发症阶段,死亡率高。主要临床表现:心悸、胸闷、气短或呼吸困难,口唇紫绀,口吐白色或粉红色泡沫痰,或四肢不温,不能平卧,舌质红、苔黄,脉数或微欲绝或结代。治法:益气养阴,回阳救逆。方药有参附汤注射液、生脉注射液、丹参注射液等。

5. 疾病恢复阶段(气阴两虚,余邪未尽证) 临床主要表现:身热消退、神疲乏力、口渴、纳差、手足皮肤、口咽部疱疹消退或未尽,舌红少津、脉细数。治法以益气养阴为主。方剂有沙参麦冬汤加减。主要药物:沙参、麦冬、玉竹、桑叶、甘草、天花粉、白扁豆、生地黄、生黄芪、太子参、茯苓等。中成药可用生脉饮口服液等。

(四)中医主症的辨证治疗

儿童手足口病不论是在症状表现,还是流行病学,及易感人群,传变规律等特点来看,均与湿热温病的临床特征极为相似。因此在治疗上可以参考湿热病及温毒病的相关理论,按湿热夹毒进行治疗,辨证体系上以三焦辨证学说和温毒理论为主,卫气营血辨证为辅进行论治,以主症为纲,以方证为纬,病症结合,常可获效。

1. 发热为主症者 初期湿热之邪郁于肌表,可选三仁汤或藿朴夏苓汤,麻黄连翘赤小豆汤加土茯苓等宣肺化湿;湿热困阻中焦可按根据湿热轻重选方治疗;湿重于热者可选神术散,吴鞠通《温病条辨》加减正气散;热重于湿者与王氏连朴饮,或三石汤;湿热并重,王孟英甘露消毒丹主之。该病较少传入下焦,故下焦方证在此不再详述。

2. 口疮为主症者 以泻黄散为主,合封髓丹加茵陈、连翘、土茯苓等;阴虚湿热的可以予甘露饮,还可以根据口疮的位置辨证选方,口疮位于舌尖,伴有舌边尖红,心烦不寐者,乃心火偏旺,合黄连、导赤散;口疮位于舌边两侧,伴有口干口苦,舌苔黄腻,脉弦数有力者,乃肝经湿热,龙胆泻肝汤加减。

3. 手足疱疹为主症者 以薏苡仁竹叶散合连翘赤豆饮为主方,随证加减;还可以根据病变的位置选方用药,偏于手者,直接投上方即可;偏于足者,伴有皮肤瘙痒,流黄水,则可以合用萆薢渗湿汤加减;肝经湿热明显者,龙胆泻肝汤最佳。至于湿热邪毒流窜经络,弥漫三焦,表现为全身关节红肿疼痛,局部皮疹,丘疹等症状,中医可按"湿热痹"论治,吴鞠通《温病条辨》之宣痹汤,《医宗金鉴》之加味二妙散,甚至朱丹溪的上中下痛风丸,《验方新编》

四神煎等均是备选之方。

4. 治疗手足口药方加减 赵国荣教授发现具有很好的抗柯萨奇病毒的功效的药方可以治疗手足口病。该方在临床应用时宜随证加减；肿痛者加入板蓝根、僵蚕、蝉蜕、土牛膝；高热，咽喉肿痛，大便秘结者加入大黄通腑泻热，甚则合升降散；高热不退，合入三石汤；畏寒甚者重用藿香、白蔻、薄荷，加豆豉、葱白透汗；湿重者，合平胃散或神术散，或投吴鞠通五个加减正气散；皮疹色红者，加入紫草、大青叶之属，皮疹水痘者，加竹叶、薏苡仁，即合薏仁竹叶散；再加土茯苓、连翘、赤小豆之品清利湿热，上下分消；黄疸者，加入栀子、大黄，即合茵陈蒿汤，或茵陈四苓散（茯苓改土茯苓）。总之，该病可以从湿热疫毒论治，以甘露消毒丹为主方，随证加减，一般可以达到热退脉静身凉的效果。

5. 湿热邪毒酿痰蒙蔽心包之证（合并病毒性脑炎）
湿热邪毒，化火之后逆传心包之证（合并病毒性心肌炎）；湿热化燥，灼伤肺络，导致肺之化源欲绝之证（合并病毒性肺炎）；湿热化毒，脾郁发黄，黄极则诸窍为闭，秽浊塞窍者死之证（合并病毒性肝炎）。因此在处理以上 4 大并发症时，必须以防为主，防治结合。合并病毒性脑炎，出现神昏谵语，视湿热痰热轻重，菖蒲郁金汤送服安宫牛黄丸或可以达到清化痰热，醒神开窍的目的，若大便闭结神昏，苔黄腻者，为痰热腑实，牛黄承气汤主之，中西医结合治疗。湿热化毒，逆传心包，必须防止内闭外脱，生脉散、参附汤、四逆汤等均有固脱救逆之功，可谓中医备急之方，生脉散、参附汤已经有针剂剂型，更适合临床的实际

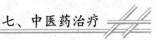

需要。

6. 手足口病防治的注意事项　首先,在防治上提倡未病先防,早治防变。中医强调"正气存内,邪不可干"及"内外合邪"的理论,因此,鉴于该病为湿热夹毒的临床性质,因此,在防治上重点强调理中焦脾胃,使脾胃功能运化如常,则无内生之湿热,外邪无内邪之呼应,即可防治疾病的发生,即便感受外邪,外来湿热邪毒无内生湿热之依附,也很快可以被机体正气驱逐于体外。其次,在治疗上仍宜遵循"湿温初期三禁":前文已述该病属于湿热病的范畴,不仅在治疗上必须遵循湿热病的相关原则进行论治,在治疗禁忌上也必须遵循湿温"初起三禁":禁汗,禁下,禁滋腻。以上"湿温初期三禁"是一般湿热类疾病初期的禁忌原则,但"三禁"仅指湿温初起而言,如湿热郁闭太过,还是可以用豆豉葱白透汗;湿温化燥化火则按温热类温病进行治疗,温病滋阴之法,更不是禁忌之列;若湿热化燥而成阳明腑实,下法又是常用对证之法。

（五）中成药治疗

手足口病多由邪犯肺脾、湿热蒸盛或心火上炎所引起,治疗以清热解毒利湿作用。炎琥宁、清开灵、双清颗粒有静脉注射剂型,使用时应注意中药制剂,药物过敏问题。

1. 穿琥宁　具有明显的解热、抗炎、对病毒、细菌均有明显的灭活作用,尤其对病毒感染疗效显著,用于治疗手足口病效果较佳。

2. 清开灵 有口服制剂和静脉注射针剂,是由黄芩苷、金银花、板蓝根、水牛角、栀子、珍珠母、猪去氧胆酸、胆酸组成,具有清热解毒、抗病毒、抑菌、增强免疫力的功能。清开灵还可以抑制内生致热原(下丘脑白细胞介素)、中枢发热介质(下丘脑及脑脊液中环磷酸腺苷)的生成,促进解热物质(腹中膈区精氨酸加压素)的释放,发挥体温调节作用。

3. 双黄连 是由连翘、银花、黄芩提取制成。方剂中银花甘寒,芳香疏散,善清肺经热邪,为君药;黄芩苦寒,善清肺炎及上焦之实热;连翘苦微寒,长于散上焦风热,并有清热解毒之功,为臣药,三药合用,具有辛凉解毒、清热解毒的作用。

4. 双清颗粒 主要成分有人工牛黄、羚羊角、水牛角浓缩粉、厚朴、板蓝根、连翘、拳参、石膏、莱菔子(炒)、荆芥穗、薄荷脑、冰片。这些药物具有清热解毒、表里双解的作用。它对以血清凝集素为指标的体液免疫有显著的增强作用,还可提高迟发免疫反应,从而提高 T 细胞功能,增强机体的细胞免疫功能;另外还可以增强非特异性免疫功能,对细胞吞噬功能有明显的增强作用。双清颗粒还有抗病原体作用,能直接杀伤病毒或阻断其复制,抑制病毒生长;从退热角度讲,作为表里双解的中成药,退热效果肯定,作用缓和。双清颗粒可以明显缩短病程,提高临床疗效。

5. 板蓝根颗粒 板蓝根具有清热解毒的作用,板蓝根颗粒是中药材板蓝根的单方制剂,具有清热解毒、凉血利咽、化斑、抗病毒、抗菌消炎等功效,并能提高机体的免疫功能。但并没有明显的除湿作用,而且小儿脾胃较弱,长期大量服用这些苦寒清热药并不合适。

6. 保元丹 清热解表,解毒镇惊,每次1丸,每日2—3次。

7. 急救散 清热解表,镇惊化痰透疹,每日0.6克,每日3次。

8. 导赤丹 清心脾之热,每日1丸,每日2次。

9. 五粒回春丹 清热解毒,透表发疹,每次1粒,每日2次,不超过5粒。

(六)中医民间防治

1. 预防手足口病方剂 方有金银花6克,大青叶6克,绵茵陈15克,生薏苡仁10克,生甘草3克。水煎服,每日分2次服用,连续5～7日。本方剂具有清热解毒,健脾化湿之功效,适用于易感人群预防。以上为3～6岁剂量,3岁以内婴幼儿可减量服用,6岁以上者可加量服用。

2. 外用中药

(1)皮肤疱疹:苦参、野菊花、紫草、地肤子各30克,加水3 000毫升,煎至2 000毫升,凉至35℃～38℃,泡洗手、足、臀部10～15分钟。

(2)口咽部疱疹:西瓜霜吹敷口腔患处,或口腔炎喷剂喷患处,每日2次。

(3)口痛牙龈肿:板蓝根10克,黄芩、白鲜皮各6克,金银花3克,竹叶、薄荷各2克,煎水含漱。

3. 食疗方

(1)胡萝卜1条,白茅根15克,甘蔗1节,生薏苡仁15克,每日1剂,煎水代茶。

(2)灯心草5扎,蝉蜕3克,木棉花1朵,鸡骨草10克,猪瘦肉50克,煲汤饮用。

(3)鲜荷叶2张,粳米50克,将荷叶切碎,煮粥吃。以上均为3～6岁儿童1人份剂量,可根据年龄大小酌情增减剂量。

(4)鲜百合50克,银耳10克,大米100克。先洗净百合、银耳并切碎后,与大米同煮为粥。每日2～3次,每次1碗。作用:养阴润肺、养胃生津、益气健脾。

(七)外用药物治疗

手足口病主要表现有手、足、口等部位皮疹,破溃后会有疼痛感,而且还会传染他人。皮肤粘膜用药,除了保护皮肤的完整性,防止皮肤损伤,也可以预防感染,减轻疼痛,有利于恢复。

1. 皮肤用药　对于皮肤疱疹,可以用苦参、野菊花、紫草、地肤子各30克,加水3000毫升,煎至2000毫升,凉至35℃～38℃,泡洗手足臀部10～15分钟。也可以直接在药店购买冰硼散、金黄散、青黛散等外用的中成药,选用一种用蒸馏水稀释溶化后用消毒棉签蘸此水涂患处,每日3～4次。可以用消炎止痒洗剂,主要成分由银花、野菊、蛇床子、苦参、百部、地肤子、白癣皮、苍耳子八种药材组成,具有消炎止痒的作用,用于急性湿疹、疖疮、手足癣、皮炎等多种皮肤病,可缓解皮肤瘙痒等自觉症状。对于手足口病的手足疱疹,用本药外洗浸泡,可迅速收敛、避免瘙痒,防止感染,疗法方便易行,患儿易于接受,效果显著。洗患处,一日2次,并用白茅根100克、马蹄100克g、胡萝卜2根、甘蔗1条加水7500毫升,煲出汁液约500毫升1左右,频饮,一日饮完,一日2次。

2. 口腔用药 对于口咽部疱疹,西瓜霜、冰硼散、珠黄散等,选用一种吹敷口腔患处,每日2次。有口疼牙龈肿,可用板蓝根10克,黄芩、白藓皮各6克,双花3克,竹叶、薄荷各2克,煎水含漱。

3. 中成药 导赤散 小儿手足口病属中医"口疮"范畴,病机为外感疫毒,毒邪人气犯营。导赤散出自《药证直诀》,是治疗口疮的代表方,但全方少有解表退热和清热解毒之效,故在原方基础上加柴胡、荆芥解表,大青叶、青蒿清热解毒,连翘、麦冬清心除烦,热毒炽盛加紫雪丹清热解毒、凉血安神。也可以采用中药穴位贴敷疗法,药物经皮渗透,生物利用率较高,可以维持有效的血药浓度;简便易行,无痛苦,小儿易于接受;经济实惠,尤其适合于基层医院和贫困、落后地区医疗卫生单位。

（八）中医预防药物

手足口病预防用药主要是中药,由于不良反应少,可以广泛用于易感儿童和有密切接触的儿童。

1. 清热解毒,健脾化湿方剂 方剂有金银花6克,大青叶6克,绵茵陈15克,生苡仁10克,生甘草3克g。水煎服,一日分两次服用,连续5～7天。本方剂,适用于易

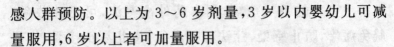

感人群预防。以上为 3～6 岁剂量,3 岁以内婴幼儿可减量服用,6 岁以上者可加量服用。

2. 清热解毒,生津化湿方剂　金银花 6 克,芦根 10 克,淡竹叶 3 克,生甘草 3 克。水煎服,一日两次。适用对象与 3 岁以内婴幼儿可减量服用;3～6 岁可服用本剂量;6 岁以上者可加量服用。服用时间:连续服用7～10 天。本方剂适用于易感人群预防。

3. 辨证治疗　针对不同体质的儿童,采用不同处方。对于平素健康儿童可以用金银花 12 克、白菊花 6 克、板蓝根 9 克、竹叶 6 克。水煎服,每日 1 剂,少量频服。对于平素体弱易感者可以用黄芪 12 克、防风 6 克、炒白术 6 克、蚤休 6 克。水煎服,每日 1 剂,少量频服。本中药处方剂量适用于 3～6 岁儿童;3 岁以内婴幼儿可减量服用;6 岁以上者可加量服用。

(九)食疗方

1. 茶疗方　红萝卜 1 条,白茅根 15g,竹蔗 1 节,生苡仁 15g,每日 1 剂,煎水代茶。

2. 汤疗方　灯芯草 5 扎,蝉蜕 3g,木棉花 1 朵,鸡骨草 10g,瘦猪肉 50g,煲汤饮用。

3. 荷叶粥　鲜荷叶 2 张,白米 50 克,将荷叶切碎,煮粥吃。以上均为 3～6 岁儿童 1 人份剂量,可根据年龄大小酌情增减剂量。

4. 百合银耳粥　具有养阴润肺、养胃生津、益气健脾作用,主要材料有鲜百合 50 克,银耳 10 克,大米 100 克。

先洗净百合、银耳并切碎后,与大米同煮为粥。一日 2～3 次,每次 1 碗。

小儿多不喜苦药,故取马蹄、胡萝卜、甘蔗等食用之品,加一味清热凉血之白茅根,合煎为药,取汁频饮。马蹄性甘寒,具有"清热消渴,治脾热,湿中益气"等作用;胡萝卜味甘性平,具有健脾和胃、清热解毒等功效,其含有丰富的胡萝卜素及维生素 A、维生素 B_1、维生素 B_2 及钙、铁等物质。甘蔗味甘而性凉,有清热之效,甘蔗是制糖的主要原料,故上述三物,味甜,易于被小儿接受。白茅根甘寒,入肺胃经,具有清热生津、凉血止血之功效,取上三物与白茅根合煎,去渣服,可去其寒性,避免伤及小儿脾胃。四物合用,取其清热生津、健脾之功效,脾健湿自去,从而达到驱除病邪、促进康复之目的。

八、护　理

护理是疾病治疗的一部分，也是疾病痊愈的保证。手足口病是由肠道病毒引起的疾病，严格来讲，目前尚未有特殊治疗药物，也没有预防接种的疫苗。所以，疾病的护理就显得更为重要。轻症病例有自限性，合适的护理就能使疾病恢复；重症病例，护理也能使疾病得到更好的治疗。

（一）一般护理

休息可以增加机体抵抗力，有助于疾病恢复。对于患病儿童，无论在家里，还是在医院，都应在安静、通风的房间内卧床休息。同时要保证足够的睡眠，如果孩子因口腔疼痛不能睡眠，可以用镇静药帮助睡眠。

病情观察：患病儿童无论在家里，还是在医院，都要进行体温监测，还要注意观察患儿的精神状况、饮食情况，从而判断病情变化。体温升高的趋势，剧烈头痛、呕吐、面色苍白、哭闹不安或嗜睡者，提示有严重并发症发生。如果体温不高并逐渐降低，精神食欲好，意味着疾病在恢复。

重症病例护理：由于引起手足口病的肠道病毒具有侵害脑和心脏的特性，可引起脑膜炎、心肌炎等。住院患儿应重点观察神经系统和心肺功能,如呼吸、心率、精神、情绪;是否有头痛、呕吐、胸闷、心慌等。必要时采用仪器监测,如呼吸、血压、心电图、脑电图等。必要时,还应监测出(尿量)入量(输液量、喝水量、饮食量)。

(二)心理护理

手足口病为传染病,极易给家长造成精神上的紧张,甚至恐慌。他们不仅担心有严重心、脑、肺损伤的合并症,而且还担心皮疹会留有瘢痕或色素沉着。作为患儿家长应及时了解手足口病的基本常识,也要及时了解患儿实际病情发展。既不能忽视疾病危险性,也不必恐惧其严重性。争取家长的配合,做好护理和治疗工作。对于患儿,由于处于陌生且被隔离的环境中,加上疾病所带来的疼痛,容易恐惧、焦虑、烦躁、哭闹不止。在护理过程中应消除患儿的陌生感和恐惧感。对于年龄较大的患儿,可耐心地给予解释,与他们多沟通、交流,保持其情绪稳定,争取配合治疗。

(三)饮食护理

手足口病为肠道病毒感染疾病,胃肠消化功能较差,但需要营养均衡来抵抗疾病。所以应该给予高蛋白、高维生素、营养丰富的食物;同时,要摄入易消化的流质或半流质饮食,如牛奶、鸡蛋汤、菜汤等。患儿因口腔疼痛,咀嚼吞咽困难,给予刺激性小的食物,如食物不易过热、

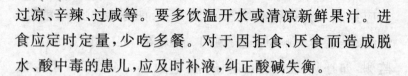

过凉、辛辣、过咸等。要多饮温开水或清凉新鲜果汁。进食应定时定量，少吃多餐。对于因拒食、厌食而造成脱水、酸中毒的患儿，应及时补液，纠正酸碱失衡。

（四）发热护理

发热期间，首先应监测体温，并掌握体温动态变化。手足口病有不同程度的发热，一般为低热或中等程度发热，对体温低于 38.5℃ 的患儿，可采取减少衣物及盖被、鼓励患儿多饮水的方法。低热或中热是机体抵抗病毒入侵的一种反应，38.5℃ 以下的体温不会影响儿童的身体健康，反而可以促进人体产生抑制病毒生长的抗体，同时有利于观察病情发展，便于疾病的进一步诊断和治疗，此时不要急于退热。当体温达到 38.5℃ 以上，可使身体的许多重要功能失调，如氧气和营养素消耗增加，大脑兴奋过度，甚至导致高热惊厥，伴有畏寒、寒战，或者过度抑制而引起昏睡等，可采用冷敷、冰袋、温水擦浴等物理降温措施。物理降温效果不佳，可遵医嘱用退热药。但服用退热药不应强调将体温降至正常，体温降至 38.5℃ 以下即可。大多数退热药通过排汗达到降温目的，大量服用退热药，可导致患儿大量出汗，体温骤降，发生虚脱。所以，服用退热药后应尽量多饮水，有利于出汗退热，也可防止出汗过多导致的失水虚脱。多饮水也可增加尿量，有利于体内有害物质的排出，有助于体温下降和病情的好转。体内水分不足，用了退热药，机体也不能产生汗液，则达不到降温目的。退热药在疾病的治疗中仅仅是对症治疗,退热作用是暂时的,并不能达到根治疾病的目的,应强调病因治疗,否则疾病不能缓解,发热也不能解决。使用退热药后效果不佳,应及时查找体温不降的原因。应注意是否穿得太多,衣被包裹得太紧,妨碍了散热。有些小儿汗腺功能差,汗液分泌少,或体内水分不足,都可能会影响散热。服退热药后体温下降要有一个过程,不可操之过急。一般在服用药物后 30 分钟至 1 小时才起作用,如过急使用可能导致药物过量。

(五)皮疹护理

手足口病的皮疹虽然有皮肤的损伤,但并没有疼痛、瘙痒的感觉。护理上主要是保持皮肤清洁,管住孩子的手,尽可能避免搔抓,防止皮疹破溃。如果皮疹破溃就存在着开放伤口,伤口就会疼痛,有痒感,而且还会被感染。所以,皮肤护理原则是保持皮肤的清洁卫生,对于减轻皮肤损伤,防止继发感染。首先,要保持皮肤清洁卫生,皮疹部位干燥,随时清理皮疹分泌物。与患儿皮肤接触较密切的内衣和被褥,容易被分泌物污染,也容易感染其他部位的皮肤。同时,不清洁的被褥和衣物,也会使皮疹继发感染。患儿的衣物不仅要干净卫生,还要宽大、柔软、舒适。发热的患儿出汗较多,更应该保持皮肤干净,要用温水洗澡及时清洁皮肤,经常清洁床单、更换被褥,衣物要及时更换。手足口病患儿的臀部有皮疹,应随时清理其大小便,保持臀部清洁干燥,疱疹破裂者,可以涂搽 1％龙胆紫。皮疹在手部较多,掌背侧均可有,部分可有水

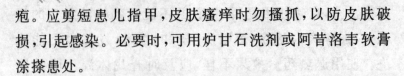

疱。应剪短患儿指甲,皮肤瘙痒时勿搔抓,以防皮肤破损,引起感染。必要时,可用炉甘石洗剂或阿昔洛韦软膏涂搽患处。

(六)口腔护理

手足口病患儿的口腔黏膜疱疹,容易口腔溃疡,可以引起剧烈疼痛。应保持口腔清洁,每次用餐前后,让患儿饮用少量温开水,或应用温水漱口,预防细菌感染。

九、预防措施

（一）传染源隔离制度

手足口病是全球性传染病，其传染性强、隐性感染比例大、传播途径复杂、传播速度快，在短时间内可造成较大范围的流行。2008 年 5 月 2 日起，手足口病被国家纳入丙类传染病管理。管理传染源是控制传染病流行的关键环节，手足口病存在的地方，如家庭、托幼机构、医院都可能是病毒传播密集区，也是重点的隔离消毒的地方。

手足口病的主要传染源是患者、健康带毒者、隐性感染者。传染源是传染病传播的源头，控制传染病就必须从源头抓起，只有控制传染源，才能抑制传染病的流行和传播。

1. 早发现、早诊断、早隔离 对患者和病原体携带者要尽早发现、早诊断、早隔离、积极治疗患者。对于确诊患儿要进行隔离，可以家庭隔离或住院隔离，不应到公共场所、参加聚会、探亲访友等社会活动。手足口病高发季节，不要去通风条件不好的活动场所，如电影院、商场、超市等。接触过患儿，尚未患病的儿童应注意在家隔离观察。

2. 接触过患者的工作人员 接触过患儿的家长、托幼工作者、医务工作者，有可能成为病毒携带者，在一定时间和范围内，也应尽量减少外出活动，与人群接触。

（二）医院消毒隔离措施

医院是手足口病患儿就诊的地方，在医院儿科门诊候诊室的儿童多数是非手足口病的患儿。为了避免候诊中的交叉感染，有条件的医院应在儿科设置独立的预检分诊室，可以在就诊的第一关口，控制手足口病患者在医院候诊室内传播。预检人员对有发热、出疹的就诊患儿进行初检，初步筛检后的可疑患者，由专人经专门通道引导至感染疾病专科门诊就诊，从而将此类病人与普通患儿隔离就诊。有效杜绝了正常儿童在医院内获得手足口病感染的机会。

1. 规范诊疗服务 医院的手足口病门诊在手足口病发病季节或接到预警信息及相关要求后，立即启动诊疗程序，接诊疑似病人，并做好门诊日志及手足口病疫情登记、报告工作。

接诊手足口病患儿的医护人员严格执行手的卫生，每诊疗一名病人后，必须用流动水认真洗手或快速手消毒剂搓擦双手，就诊室内保证一对一诊治，即一名医生面对一名病人及其家属，其余患者则由护士疏散到室外待诊。对需进一步治疗的发热出疹或疱疹性咽峡炎等患儿，不再转门诊输液部，而是就地进行输液，以进一步切断患儿之间的病毒传播途径。

接待手足口病的门诊内部应严格划分污染区、半污染区和清洁区,留出人员和物品两通道,并标识明确,严格执行标准预防措施。所有诊室均有专人负责消毒隔离工作。

加强室内通风,对室内空气每日动态消毒机消毒 2 次,每次 1 小时;物体表面用有效氯每升 500 毫克含氯消毒剂擦拭;地面湿式清扫,均为每日 2 次,遇污染时随时用含氯消毒剂拖地。及时更换床单或用一次性床单;体温计用有效氯每升 500 毫克含氯消毒剂浸泡消毒 30 分钟,清水冲净,干燥保存;听诊器、血压计用有效氯每升 500 毫克含氯消毒剂擦拭消毒。压舌板用后清洁、压力蒸汽灭菌;病人痰液、排泄物、垃圾等应按要求进行消毒处理。

为使广大病人正确认识手足口病,避免引起不必要的恐慌,可以在门诊候诊大厅设立宣传栏、通过电视屏幕大力宣传手足口病防治知识,预检分诊处及导医岗的人员应耐心进行解答。

医院的医务人员应该进行手足口病的知识培训,了解有关肠道 EV71 感染疾病防治工作预案,医院感染管理科制定出消毒隔离措施指导临床工作,要求医务人员贯彻标准预防,严格执行手卫生。

2. 住院部管理　在综合性医院是不接受手足口病患儿的,但不能排除隐性患儿住进病房。在开住院证前,应先检查患儿有无皮疹,并询问相关的流行病学情况,是否接触过手足口病患儿,避免将手足口病患儿误收入院。每日对住院患儿进行皮疹晨检,发现异常立即报告,并及时进行隔离。

3. 转诊 综合性医院不具备收治传染病的条件。轻症患者可以鼓励回家隔离治疗,重症手足口病患者应尽早得到专科救治。医院建立应急预案和转诊流程,除了减少手足口病致命性并发症的病死率,也是控制传染源的关键。医疗机关负责制定应急预案和转院事宜,与传染病专科医院建立关系,详细记录联系电话和地址。其次是医疗科室发现重症患者立即电话报告机关,做好传染病报告和各项转诊准备。科室医护人员做好医学防护,负责转诊途中医疗救护和消毒隔离工作。

(三)托幼机构及小学应采取的措施

手足口病的高发期,托幼机构及小学是易发群体的儿童集中地方,做好手足口病的预防工作,是做好防止疾病传播的关键。

1. 卫生环境 保持良好的卫生环境可以尽量减少病毒传播的诱因。教室和宿舍等幼儿活动场所应保持良好通风;每日对玩具、个人卫生用具、餐具等物品进行清洗消毒,对门把手、楼梯扶手、桌面等物体表面进行擦拭消毒,以保持幼儿接触的物品的清洁;同时,进行清扫或消毒工作(尤其清扫厕所)时,工作人员应戴手套,清洗工作结束后应立即洗手。

2. 儿童个人卫生 由于手足口病的传播途径广泛,主要通过唾液、疱疹液、粪便污染的空气或物品传播,个人卫生习惯是疾病发生的诱因。5岁以下幼儿的自理能力较差,卫生习惯也正是处于培养、养成阶段。要经常教

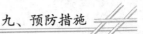

育、指导儿童养成饭前便后正确洗手等良好的卫生习惯，杜绝挖鼻、吃手的坏习惯，保持自身卫生及环境卫生，以防病从口入。

3. 幼教工作者的个人卫生 老师有可能是病毒携带者，也有可能导致病毒传播。幼教工作者也要保持良好的个人卫生状况，不仅对儿童起着表率作用，同时也避免病毒传播。

4. 晨检工作 每天早上幼儿入园时，应由负责老师对入园的幼儿进行晨检，仔细检查每位幼儿的手、口腔等部位，在确保幼儿健康的前提下方可入园。幼儿入园后，班内教师也应密切注意孩子的异常表现，以防遗漏，并尽可能做到不定期抽查，主要检查幼儿的脚心、臀等部位。当发现疑似幼儿应及时报告，要采取立即送诊、居家观察等措施；对患儿所用的物品要立即进行消毒处理。出现重症或死亡病例，或1周内同一班级出现2例及以上病例，建议病例所在班级停课10天；1周内累计出现10例及以上或3个班级分别出现2例及以上病例时，经风险评估后，可建议托幼机构停课10天；托幼机构应配合卫生部门采取手足口病防控措施。

（四）散居儿童隔离措施

1. 保持室内空气流通 经常保持室内空气流通是一个良好的生活习惯。家中有手足口病患儿，许多家长怕患儿受风、受凉，不愿开窗通风。实际上，定期开窗通风，居室内空气新鲜，温度适宜，能够减少室内的病毒浓度。

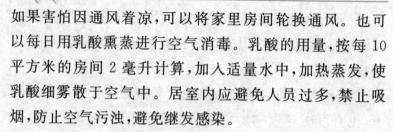

如果害怕因通风着凉,可以将家里房间轮换通风。也可以每日用乳酸熏蒸进行空气消毒。乳酸的用量,按每10平方米的房间2毫升计算,加入适量水中,加热蒸发,使乳酸细雾散于空气中。居室内应避免人员过多,禁止吸烟,防止空气污浊,避免继发感染。

2. 注意保持家庭环境卫生　保持家庭卫生,勤晒衣被是一种良好习惯,是防止疾病的措施。如果家庭有手足口病患儿,就应该对患儿接触过的物品,如玩具、餐具或其他用品进行彻底消毒。一般常用含氯的消毒液浸泡及煮沸消毒。不宜蒸煮或浸泡的物品可置于日光下暴晒。患儿的粪便需经含氯的消毒剂消毒2小时后倾倒。如果周围没有手足口病患儿,就没有必要盲目消毒,每天用清水清洁家具即可。

3. 家庭隔离　首先应将患儿与健康儿隔离。患儿应留在家中,直到热度、皮疹消退及水疱结痂。一般需隔离2周。在手足口病流行期间,即使是健康儿童也要避免到人群聚集、空气流通差的公共场所。

4. 家庭的传染源　家庭是儿童生活的重要场所,但并不是疾病的避难所。成年人中手足口病的感染者,约99％为隐性感染,一般不会发病。孩子的手足口病可能是由隐性感染的家长传染给的,所以家庭感染要引起高度重视。家长回家后应洗澡、更换衣服。

5. 切断传染途经　家长在护理孩子的过程中,往往注意了食物和用具的卫生,却容易忽视护理过程中的污染。在给孩子喂食的过程中,如果不注意卫生,就有可能把病菌传染给孩子。家长接触儿童前或更换尿布、处理粪便后均要洗手,并妥善处理垃圾污物。饭前便后、外出归来要用肥皂或洗手液给儿童洗手,不要让儿童喝生水、吃生冷食物。

(五)农村儿童隔离措施

近年来,全国各地手足口病病例不断增加。值得注意的是,发病儿童大部分来自农村,像疫情较为严重的安徽阜阳市,农村孩子所占的比例高达95%左右。农村手足口病主要是由接触传播的,这与农村的卫生和环境、饮食习惯密切相关。为了让农村的儿童远离疾病,也能健康成长,必须重点关注环境卫生、食品卫生、个人卫生等方面。

1. 环境卫生 由于农村卫生环境、家居条件有限,家居周围杂草、水坑,蚊虫的孳生,人与家禽、家畜生活混杂,长期生长在这个环境的儿童习惯了这样生活环境,也不在意这样的卫生状况,从而导致病毒的传播。因此,农村更应该搞好卫生环境,培养好的生活习惯。应把家禽、家畜圈养起来,避免人、畜杂处,减少和杜绝儿童与家禽、家畜的直接接触。猪圈应距居室有一定距离,并经常清扫,消灭蚊蝇;庭院应定期用生石灰消毒,清理住所周围的杂草、水坑,减少蚊虫的孳生,让孩子们生活在安全卫生的环境中。

2. 食品卫生 农村水源、食物也可能是病毒传播的途径。水源的管理、食物清洁卫生对于儿童的健康是很重要的。家长应教育儿童养成良好的卫生习惯,不要让孩子随意吃、喝不卫生的东西。在水源不清洁的地区,生水不能直接饮用,应煮沸后饮用。在农村,菜园的新鲜瓜果、蔬菜较多,一定要洗干净或做熟了再吃。不能购买集贸市场、周围的小摊贩出售的没有卫生安全保障的食品。

3. 个人卫生 养成良好的个人卫生习惯非常重要,饭前便后要洗手,外出归来也应洗手。不要随地吐痰、大小便,要常洗澡、勤换衣。家里的日常用品,如碗筷、毛巾、水杯、床上用品、玩具等应定期消毒或更换,内衣、被褥、枕头经常在太阳下晒晒,注意室内通风,保证空气新鲜。

(六)消毒制度

1. 肠道病毒消毒

(1)环境消毒:①空气消毒。开窗通风,保持室内空气流通;有条件可以用紫外线照射或醋熏消毒,不需要大规模喷洒消毒。②环境设施。对儿童经常接触的物体表面,如门把手、课桌椅、餐桌、婴儿床栏杆、楼梯把手、游乐设施等要擦拭消毒。

(2)物品消毒:①儿童经常接触的玩具、用具、餐具、书本等要做重点性消毒。②衣物、寝具、毛巾等应该勤洗勤换,清洁完毕的物体可移至户外,接受阳光照射,用紫外线消毒。

(3)污物消毒:痰液及粪便、生活污水、垃圾应及时消毒处理。

2. 消毒方法

(1)粪便:可用生石灰以1:1的比例与其搅拌均匀

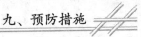

消毒。

（2）食、炊具：用250毫升/升有效氯含氯消毒剂溶液浸泡30分钟。

（3）生活用具、玩具、校舍、书籍：用500毫升/升有效氯含氯消毒剂溶液擦拭消毒，作用时间30分钟，或用0.3%过氧乙酸作用60分钟，或用紫外线灯直接照射30分钟。

（4）被单：阳光下暴晒或煮沸20分钟或用500毫升/升有效氯含氯消毒剂溶液浸泡30分钟。

（5）盛放排泄物的容器：用500毫升/升有效氯含氯消毒剂溶液浸泡120分钟。

（6）饮用水：用1～3毫升/升有效氯含氯消毒剂溶液如漂白粉、优氯净等作用30分钟。

（7）生活污水：用50毫升有效氯含氯消毒剂溶液作用120分钟。

（8）垃圾：用100毫升/升有效氯含氯消毒剂溶液作用120分钟。

（七）洗手方法

正确的洗手方法能有效防止肠道病毒的传播，推荐湿、搓、冲、捧、擦"五步洗手法"。

湿——在水龙头下把手淋湿，擦上肥皂或洗手液。

搓——手心、手臂、指缝相对搓揉20秒钟，掌心相对，手指并拢相互摩擦；手心对手背沿指缝相互搓擦，交换进行；掌心相对，双手交叉沿指缝相互摩擦；一手握另

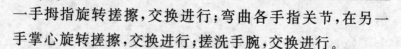

一手拇指旋转搓擦,交换进行;弯曲各手指关节,在另一手掌心旋转搓擦,交换进行;搓洗手腕,交换进行。

冲——用清水把手冲洗干净。

捧——用清水将水龙头冲洗干净,再关闭水龙头。

擦——用干净的毛巾或纸巾擦干,或用烘干机烘干。

附录 2009版手足口病预防控制指南摘要

手足口病（Hand—Foot—Mouth Disease，HFMD）是由多种人肠道病毒引起的一种儿童常见传染病，是我国法定报告管理的丙类传染病。大多数患者症状轻微，以发热和手、足、口腔等部位的皮疹或疱疹为主要症状。少数患者可出现无菌性脑膜炎、脑炎、急性弛缓性麻痹、神经源性肺水肿和心肌炎等，个别重症患儿病情进展快，可导致死亡。手足口病常出现暴发或流行，为指导各地做好手足口病的预防控制工作，制定本指南。

一、目 的

（一）指导医疗机构、疾病预防控制机构开展疫情报告与监测。

（二）指导疾病预防控制机构开展流行病学调查、病原学监测。

（三）指导疾病预防控制机构、医疗机构开展重点场所及公众预防控制工作。

二、疾病概述

（一）病原学

引起手足口病的病毒属于小 RNA 病毒科肠道病毒

属,包括柯萨奇病毒 A 组(Coxasckievirus A,CVA)的 2、4、5、7、9、10、16 型等,B 组(Coxasckievirus B,CVB)的 1、2、3、4、5 型等;肠道病毒 71 型(Human Enterovirus 71,EV71);埃可病毒(Echovirus,ECHO)等。其中以 EV71 及 CVA16 型较为常见。

肠道病毒适合在湿、热的环境下生存与传播,75%酒精和 5%来苏不能将其灭活,对乙醚、去氯胆酸盐等不敏感;对紫外线和干燥敏感,各种氧化剂(高锰酸钾、漂白粉等)、甲醛、碘酒以及 56℃30 分钟可以灭活病毒。病毒在 4℃可存活 1 年,−20℃可长期保存,在外环境中可长期存活。

(二)流行病学

1.传染源:人是人肠道病毒的唯一宿主,患者和隐性感染者均为本病的传染源,隐性感染者难以鉴别和发现。发病前数天,感染者咽部与粪便就可检出病毒,通常以发病后一周内传染性最强。

2.传播途径:肠道病毒可经胃肠道(粪—口途径)传播,也可经呼吸道(飞沫、咳嗽、打喷嚏等)传播,亦可因接触患者口鼻分泌物、皮肤或粘膜疱疹液及被污染的手及物品等造成传播。尚不能明确是否可经水或食物传播。

3.易感性:人对人肠道病毒普遍易感。不同年龄组均可感染发病,以 5 岁及以下儿童为主,尤以 3 岁及以下儿童发病率最高。显性感染和隐性感染后均可获得特异性免疫力,产生的中和抗体可在体内存留较长时间,对同血清型病毒产生比较牢固的免疫力,但不同血清型间鲜有交叉免疫。

4.流行特征:该病流行无明显的地区性,全年均可发生,一般5～7月为发病高峰。托幼机构等易感人群集中单位可发生暴发。肠道病毒传染性强、隐性感染比例大、传播途径复杂、传播速度快,控制难度大,容易出现暴发和短时间内较大范围流行。

(三)临床表现

手足口病潜伏期为2～10天,平均3～5天,病程一般为7～10天。

急性起病,发热,口腔粘膜出现散在疱疹,手、足和臀部出现斑丘疹、疱疹,疱疹周围可有炎性红晕,疱内液体较少。可伴有咳嗽、流涕、食欲不振等症状。部分患者无发热,仅表现为皮疹或疱疹。一般预后良好;少数病例,特别是EV71感染患儿,可出现脑膜炎、脑炎、脑脊髓炎、神经源性肺水肿、循环障碍等,病情凶险,可致死亡或留有后遗症。

(四)治疗原则

目前无特异性治疗方法,以支持疗法为主,绝大多数患者可自愈。目前尚无特异性的疫苗。病例的治疗方法参考卫生部《手足口病诊疗指南(2008年版)》。

三、病例定义

(一)临床诊断病例

在流行季节发病,常见于学龄前儿童,婴幼儿多见。

1.普通病例:发热伴手、足、口、臀部皮疹,部分病例可无发热。

2.重症病例:出现神经系统受累、呼吸及循环功能障碍等表现,实验室检查可有外周血白细胞增高、脑脊液异常、血糖增高,脑电图、脑脊髓磁共振、胸部 X 线、超声心动图检查可有异常。

极少数重症病例皮疹不典型,临床诊断困难,需结合实验室检测做出诊断。

若无皮疹,临床不宜诊断为手足口病。

(二)实验室确诊病例

临床诊断病例符合下列条件之一者,即可诊断为实验室确诊病例:

1. 自咽拭子或咽喉洗液、粪便或肛拭子、脑脊液、疱疹液、血清以及脑、肺、脾、淋巴结等组织标本中分离到人肠道病毒(指包括 CVA16 和 EV71 等有明确证据表明可以导致手足口病的人肠道病毒)。

2. 自咽拭子或咽喉洗液、粪便或肛拭子等标本中检测到 CVA16 或 EV71 特异性核酸,或从脑脊液、疱疹液、血清以及脑、肺、脾、淋巴结等组织标本等标本中检测到人肠道病毒(指包括 CVA16 和 EV71 等有明确证据表明可以导致手足口病的人肠道病毒)的特异性核酸。

3. 血清标本人肠道病毒型特异性中和抗体滴度≥1: 256,或急性期与恢复期血清肠道病毒特异性中和抗体有 4 倍或 4 倍以上的升高。

(三)聚集性病例

1 周内,同一托幼机构或学校等集体单位发生 5 例及以上手足口病病例;或同一班级(或宿舍)发生 2 例及以上手足口病病例;或同一自然村发生 3 例及以上手足口病病例;或同一家庭发生 2 例及以上手足口病病例。

四、疾病监测

(一)疫情报告

1.个案报告。各级各类医疗机构应按照《中华人民共和国传染病防治法》和《传染病信息报告管理规范》的有关规定,对符合病例定义的手足口病病例进行报告。

如为重症病例,请在"重症患者"处选择"是";如为实验室诊断病例,请在"实验室结果"处选择相应的肠道病毒病原学分型信息。

实行网络直报的医疗机构应于 24 小时内进行网络直报,未实行网络直报的医疗机构应于 24 小时之内寄送出传染病报告卡。

2.聚集性病例报告。托幼机构和学校、医疗机构发现手足口病聚集性病例时,应以最快的方式向县(区)级疾病预防控制机构报告。

3. 突发公共卫生事件报告。局部地区或集体单位发生流行或暴发时,按照《突发公共卫生事件应急条例》、《全国突发公共卫生事件应急预案》、《突发公共卫生事件与传染病疫情监测信息报告管理办法》及有关规定,及时进行突发公共卫生事件信息报告。

(二)病原学监测

各省区市卫生行政部门要组织医疗卫生机构开展病原学监测,了解病原动态分布变化。所有重症和死亡病例均需采样。此外,以县(区)为单位,每月最少需采集 5 例首次就诊的普通病例标本;当月县(区)病例总数少于 5 例时,全部采样。

以省（区、市）为单位，在手足口病流行年份中每年至少采集 20 对 EV71 和 10 对 CVA16 感染的手足口病患儿的双份血清，以阐明和分析 EV71 和 CVA16 感染后 IgG 和 IgM 抗体的动态变化，评价血清学抗体试剂盒的敏感性和特异性。

以省（区、市）为单位，每月至少从手足口病病例中分离 10 株毒株并做血清型别鉴定，鉴定完成后并将毒株及鉴定结果于 5 个工作日内报送至中国疾病预防控制中心。具备测序条件的省份，可开展 VP1 基因序列测定和分析，进行基因定型，序列测定完成后将序列结果于 5 个工作日内报送至中国疾病预防控制中心；不具备测序条件者，将毒株送至中国疾病预防控制中心进行序列测定，中国疾病预防控制中心要于 28 个工作日内反馈基因定型结果。

所有病例的采样均由医疗机构完成，及时送至县（区）级疾病预防控制机构或指定的检测机构检测。检测机构将实验室检测结果于 24 小时内反馈给县（区）级疾病预防控制机构；县（区）级疾病预防控制机构接到结果后，于 24 小时内对检测病例的传染病报告卡信息进行订正，将其病例类型订正为"实验室诊断"，并在"实验室结果"处补填肠道病毒病原学分型信息。

各种标本采集和检测方法详见《手足口病标本采集及检测技术方案》见［手足口病预防控制指南 2009 版（全文）］。

（三）监测信息分析与反馈

各级疾病预防控制机构要每日对网络直报系统进行

浏览,及时对报告的病例进行审核、查重、订正等工作,定期对监测数据进行分析,判断发病趋势,发现异常升高或病例呈聚集性分布或出现重症及死亡病例时,要及时核实并向同级卫生行政部门及上级疾病预防控制机构报告,并定期向下级疾病预防控制机构和医疗机构反馈疫情分析信息。

五、预防控制

(一)现场调查处置

发现手足口病聚集性病例、重症或死亡时,县(区)级及以上疾病预防控制机构要立即组织开展现场调查处置。

1.流行病学调查

(1)聚集性病例调查:了解聚集性病例的临床表现、流行特征,以分析流行因素,为采取防控措施提供依据。要对首发或指示病例开展流行病学调查,填写《手足口病个案调查表》(附件1)。

(2)重症或死亡病例调查:详细了解病例的基本信息、临床症状、发病就诊治疗过程、感染传播情况、病原检测结果,以分析重症及死亡病例的主要危险因素,填写《手足口病重症或死亡病例个案调查表》(附件2)。调查结束后,各省级疾病预防控制中心应将结果录入统一数据库,报送中国疾病预防控制中心。

(3)专题调查:根据当地手足口病疫情特点及流行特征,可开展专题调查,以了解当地的主要传播方式以及感染危险因素等,为制定干预措施提供依据。专题调查的方案及其内容,应根据调查目的专门设计。

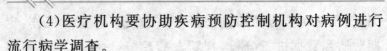

（4）医疗机构要协助疾病预防控制机构对病例进行流行病学调查。

2.传染源的管理

患儿应及时就医,并遵医嘱采取居家或住院方式进行治疗。居家患儿,家长或监护人应在社区（村）医生的指导下,密切关注患儿的病情变化,如发现神经系统、呼吸系统、循环系统等相关症状时,应立即送医院就诊,同时,要尽量避免与其他儿童接触。住院患儿应在指定区域内接受治疗,防止与其他患儿发生交叉感染。

管理时限为自患儿被发现起至症状消失后1周。

乡镇卫生院/社区卫生服务中心、村卫生室/社区卫生服务站等负责本辖区居家治疗的手足口病患儿的随访工作,掌握居家治疗患儿的病情进展情况。

3.标本采集和检测

（1）所有重症和死亡病例均要采集标本,可以采集咽拭子、粪便或肛拭子、疱疹液、脑脊液、血清等,死亡病例还可采集脑、肺、肠淋巴结等组织标本。聚集性病例至少要采集2例病例标本开展病原学检测。

（2）医疗机构负责样本采集,疾病预防控制机构应指导医疗机构进行相关生物学标本的采集。

（3）疾病预防控制机构根据本地的技术能力,对采集的标本开展核酸检测、病毒分离;不具备技术条件时,及时送上级机构进行检测见[手足口病预防控制指南2009版（全文）]。

4.消毒措施

病家、托幼机构和小学的消毒应在当地疾病预防控制机构的指导下,由单位及时进行消毒,或由当地疾病预防控制机构负责对其进行消毒处理。医疗机构的消毒由医疗机构安排专人进行。消毒方法参见《消毒技术规范》(2002版)和《手足口病疫源地消毒指南》(附件3)。

5.健康教育

各级医疗卫生机构应在政府领导下,与当地教育、宣传、广电等部门密切合作,充分利用12320公共卫生公益热线、广播、电视、报纸、网络、手机短信、宣传单/宣传画等多种方式,开展手足口病防治知识的宣传工作,使5岁以下儿童家长及托幼机构工作人员等了解手足口病的临床症状,掌握最基本的预防措施,强调保持良好的个人卫生习惯及环境卫生措施对于有效预防手足口病的重要性,动员托幼机构老师和管理人员、儿童家长成为手足口病防控工作的主动参与者,形成群防群控。与重症或死亡病例发病前1周或发病后有共同生活、居住史的5岁以下儿童,要对其家长或监护人进行健康教育,做好儿童的密切观察,出现症状要及时就诊和治疗。

(二)重点人群及重点机构的预防控制措施

为降低人群手足口病的发病率,减少聚集性病例,避免医院感染,各地要做好以散居儿童为主的重点人群和以托幼机构、医疗机构为主的重点场所的预防控制工作。

1.散居儿童的预防控制措施

(1)饭前便后、外出回家后要用肥皂或洗手液等给儿童洗手;看护人接触儿童前、替幼童更换尿布、处理粪便后均要洗手;

(2)婴幼儿的尿布要及时清洗、曝晒或消毒;注意保

持家庭环境卫生,居室要经常通风,勤晒衣被;

(3)婴幼儿使用的奶瓶、奶嘴及儿童使用的餐具使用前后应充分清洗、消毒;不要让儿童喝生水、吃生冷食物;

(4)本病流行期间不宜带儿童到人群聚集、空气流通差的公共场所;避免接触患病儿童;

(5)儿童出现发热、出疹等相关症状要及时到医疗机构就诊;

(6)居家治疗的患儿避免与其他儿童接触,以减少交叉感染;父母要及时对患儿的衣物进行晾晒或消毒,对患儿粪便及时进行消毒处理。

2.托幼机构预防控制措施

(1)每日进行晨检,发现可疑患儿时,要采取立即送诊、居家观察等措施;对患儿所用的物品要立即进行消毒处理;

(2)出现重症或死亡病例,或1周内同一班级出现2例及以上病例,建议病例所在班级停课10天;1周内累计出现10例及以上或3个班级分别出现2例及以上病例时,经风险评估后,可建议托幼机构停课10天;

(3)教育、指导儿童养成正确洗手等良好的卫生习惯;老师要保持良好的个人卫生状况;

(4)教室和宿舍等场所要保持良好通风;定期对玩具、儿童个人卫生用具(水杯、毛巾等)、餐具等物品进行清洗消毒;

(5)定期对活动室、寝室、教室、门把手、楼梯扶手、桌面等物体表面进行擦拭消毒;

(6)托幼机构应每日对厕所进行清扫、消毒,工作人

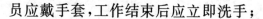

员应戴手套,工作结束后应立即洗手;

(7)托幼机构应配合卫生部门采取手足口病防控措施。

3.医疗机构的预防控制措施

(1)各级医疗机构应加强预检分诊,专辟诊室(台)接诊发热、出疹的病例。增加候诊及就诊等区域的清洁消毒频次,室内清扫时应采用湿式清洁方式;

(2)医务人员在诊疗、护理每一位病例后,均应认真洗手或对双手消毒,或更换使用一次性手套;

(3)诊疗、护理手足口病病例过程中所使用的非一次性仪器、体温计及其他物品等要及时消毒;

(4)对住院患儿使用过的病床及桌椅等设施和物品必须消毒后才能继续使用;

(5)患儿的呼吸道分泌物和粪便及其污染的物品要进行消毒处理。

附件

1.手足口病个案调查表

2.手足口病重症或死亡病例个案调查表

3.手足口病疫源地消毒指南

附表2

省手足口病病例临床标本检测结果登记表

报告单位：＿＿＿＿　　填表人：＿＿＿＿　　填报日期：＿＿＿＿　　联系方式：＿＿＿＿

编号	LAb ID	姓名	性别	年龄	现住址	临床诊断			标本类型						采样检测日期	实验结果								
						发病日期	轻型	重型	咽拭子	便	疱疹液	血液	尸检	其它标本		RT－PCR			Realtime RT－PCR			病毒分离		
																HEV71	CVA16	其它EV	HEV71	CVA16	其他HEV	HEV71	RD	P-2

注释：1. 凡是检测的标本不论结果是否阳性均应填写本表；表中每一项内容要填写完整。

2. 如同一病例采集2份以上标本时，每一份标本填写一行，检测结果为阴性的标本也要上报。

附件1

手足口病个案调查表

编号：＿＿＿＿＿＿＿＿　　调查单位：＿＿＿＿＿＿＿＿

一、一般情况

姓名＿＿＿＿＿　　性别＿＿＿＿＿　　出生日期＿＿＿年＿＿＿月＿＿＿日(阴/阳历)

职业＿＿＿①散居儿童②幼托儿童③学生④其他＿＿＿＿＿＿＿＿

工作单位(就读学校或托幼机构)＿＿＿＿＿＿＿＿＿＿＿

家长姓名＿＿＿＿＿＿＿＿

家庭住址＿＿＿＿省市＿＿＿＿＿地市＿＿＿＿县区＿＿＿乡(镇、街办)＿＿＿＿＿＿＿村(居)＿＿＿＿＿＿＿号

家庭电话：＿＿＿＿＿＿＿＿＿＿

二、发病及就诊情况

1.发病日期＿＿＿＿＿＿年＿＿＿＿＿＿月＿＿＿＿＿＿日

2.初诊日期＿＿＿＿＿＿年＿＿＿＿＿＿月＿＿＿＿＿＿日；

初诊单位＿＿＿＿＿＿＿＿＿＿＿单位级别：①省级②市级③县级④乡级⑤村级

初步诊断＿＿＿＿＿＿＿＿＿＿

3.住院治疗(是/否)，如住院，则：

所住医院＿＿＿＿＿＿＿＿＿＿，

入院日期＿＿＿＿＿年＿＿＿＿＿月＿＿＿＿＿日，入院诊断＿＿＿＿＿＿＿＿。

出院日期＿＿＿＿＿年＿＿＿＿＿月＿＿＿＿＿日，出院诊

断_____。

病　程_____天。

4.预后:痊愈/好转/未愈/死亡/其他_____;后遗症(有,_____;无)

5.病例分类_____ ①重症 ②普通

三、临床情况

(一)临床症状 如有请打"√"

1.发热(有,_____℃/ 无);

2.皮疹(有,主要部位:_____ / 无);

3.口腔炎:口腔黏膜上出现红色溃疡型疱疹　是 □ 否 □

4.呼吸系统:流涕 □　　咳嗽 □　　咽痛 □ 其他:_____

消化系统:恶心 □　呕吐 □　腹痛 □　腹泻□ 其他:_____

神经系统:头痛□　喷射状呕吐□　精神异常□ 嗜睡□　意识障碍□　昏迷□　惊厥□

心血管系统:心律失常:有 □　　无 □

(二)体征

1.颈项强直:有 □　无 □;　巴氏症:有 □　　无 □; 克氏症:有 □　无 □;　布氏症:有 □　　无 □。

2.腱反射:正常 □　亢进 □　减弱 □; 肌张力:正常 □　亢进 □　减弱 □。

(三)辅助检查

1.血象:有,无。有则:WBC(_____$\times 10^4$/L),N(_____%),L(_____%)

2.脑脊液:压力(_____ Pa),外观(正常/异常),细胞记数(_____个),蛋白(_____)糖含量(_____)

3.X线检查结果:有 □,表现为_____,无 □

4.心肌酶谱:肌钙蛋白酶_____肌红蛋白酶_____

四、流行病学资料

(一)患儿发病前 7 天内与其他手足口病、病毒性脑炎、病毒心肌炎、肺水肿等患者的接触史:

无 □,有 □。有则填写下表:

患者姓名	性别	年龄	与患儿关系	发病时间	临床诊断	住院是否	备注

备注:1.与患儿关系,指本调查患儿发病前与相关患者的关系。包括(填写)家人、亲戚、同班、同校、同村或其他等关系。

2.临床诊断填写:手足口病、病毒性脑炎、病毒心肌炎、肺水肿等

(二)患儿的密切接触者

密切接触者姓名	性别	年龄	与患儿关系	发病是否	发病时间	住院是否	临床诊断

备注:1.密切接触者与患儿关系,填写家人、亲戚、同班、同校、同村或其他等关系。

2.临床诊断填写:手足口病、病毒性脑炎、病毒心肌炎、肺水肿等

(三)发病 7 天前是否到过手足口病流行地(是,时

间_____,地点_____ /否/不详)。

（四）发病前7天饮食（水）史：

1.外出就餐：有 □ ，时间____，地点____；无 □；不详 □；

2.饮用生水或使用不洁水源清洗入口食物、洗碗、漱口等：水源类型_____,地点_____。

五、实验室检测情况

1.是否采样，否 □，是□

2.实验室检测结果：

标本类型	采样日期	检测日期	检验结果			
			核酸检测		病毒分离	
			RT—PCR	Realtime RT—PCR	RD	HEp—2

备注：

1.标本类型可填写咽拭子或咽喉洗液、粪便或肛拭子、脑脊液、疱疹液、血清以及脑、肺、脾、淋巴结等。

2.如检测为阳性,填写具体病毒名称：EV71、CVA、CVB、ECHO或其他。

调查人_____ 　　　调查日期：____年____月____日

附件2

手足口病重症或死亡病例个案调查表

病例分类:①重症 ②死亡

病例编号:_____

一、患儿及其家庭的一般情况

患儿姓名:_____性别:①男 ②女 年龄____岁____月

出生日期_____年_____月_____日(①阴历 ②阳历)身高_____cm 体重_____kg

分类:①散居儿童②幼托儿童③学生④其他 _____

家庭现住址____市____县(区)____乡(镇、街办)____村(小区)____号(楼、号)

现住地居住时间:_____年_____月

户口类型:①常住人口(本地户口或居住时间≥6个月);②流动人口(居住时间小于6个月)

现住地类型:①农村 ②城乡结合部 ③城区

家庭同住人口数_____,其中14岁以下儿童数_____

家长姓名_____联系电话:_____

二、发病、就诊及治疗情况

1. 发病日期:____年____月____日

2. 初次就诊日期:____年____月____日 初诊医院名称_____

初诊医院类型:①村(个体)诊所②乡镇(社区)医院③县医院 ④市及以上医院

初诊是否诊断手足口病:0 否 1 是

3. 诊断重症的日期:＿＿＿年＿＿＿月＿＿＿日

诊断重症医院名称＿＿＿＿＿＿＿＿＿＿

诊断重症医院类型:①村(个体)诊所②乡镇(社区)医院③县医院 ④市及以上医院·

4. 是否去村级(个体)医疗机构就诊:0 否 1 是,就诊日期:＿＿＿年＿＿＿月＿＿＿日

治疗时间:＿＿＿天　　是否诊断手足口病:0 否 1 是

是否给药治疗:0 否 1 是

给药途径:①口服 ②肌注 ③静点 ④肛门给药⑤其他

是否使用退热药物:0 否　 1 是,使用日期:＿＿＿＿＿＿年＿＿＿＿＿＿月＿＿＿＿＿＿日

药物具体名称＿＿＿＿＿＿＿＿

是否使用地塞米松等激素类药物:0 否 1 是,使用日期:＿＿＿＿＿年＿＿＿＿＿月＿＿＿＿＿日

药物具体名称＿＿＿＿＿＿＿

是否使用抗生素药物:0 否 1 是,使用日期:＿＿＿＿＿＿年＿＿＿＿＿＿月＿＿＿＿＿＿日

药物具体名称＿＿＿＿＿＿＿

是否使用抗病毒药物:0 否 1 是,使用日期:＿＿＿＿＿＿年＿＿＿＿＿＿月＿＿＿＿＿＿日

药物具体名称＿＿＿＿＿＿＿

5. 是否去乡镇(社区)医疗机构就诊:0 否 1 是,就诊日期:＿＿＿＿＿＿年＿＿＿＿＿＿月＿＿＿＿＿＿日

治疗时间:＿＿＿天　　是否诊断手足口病:0 否 1 是

是否给药治疗:0 否 1 是

给药途径:①口服 ②肌注 ③静点 ④肛门给药 ⑤其他_____

是否使用退热药物:0 否 1 是,使用日期:____年____月____日

药物具体名称_____

是否使用地塞米松等激素类药物:0 否 1 是,使用日期:____年____月____日

药物具体名称_____

是否使用抗生素药物:0 否 1 是,使用日期:____年____月____日

药物具体名称_____

是否使用抗病毒药物:0 否 1 是,使用日期:____年____月____日

药物具体名称_____

其他药物_____

6.是否去县级医疗机构就诊:0 否 1 是,就诊日期:____年____月____日;

治疗时间:_____天 是否诊断手足口病:0 否 1 是 是否给药治疗:0 否 1 是

给药途径:①口服 ②肌注 ③静点 ④肛门给药 ⑤其他_____

是否使用退热药物:0 否 1 是,使用日期:_____年_____月_____日

药物具体名称_____

是否使用地塞米松等激素类药物:0 否 1 是,使用

日期:_____年_____月_____日

药物具体名称_____

是否使用抗生素药物:0 否　1 是,使用日期:_____
年_____月_____日

药物具体名称_____

是否使用抗病毒药物:0 否　1 是,使用日期:_____年
_____月_____日

药物具体名称_____

其他药物_____

7.是否去市级及以上医疗机构就诊:0 否　1 是,就
诊日期:_____年_____月_____日

治疗时间:_____天　是否诊断手足口病:0 否 1
是　是否给药治疗:0 否　1 是

给药途径:①口服 ②肌注 ③静点 ④肛门给药 ⑤其
他_____

是否使用退热药物:0 否　1 是,使用日期:_____
年_____月_____日

药物具体名称_____

是否使用地塞米松等激素类药物:0 否　1 是,使用
日期:_____年_____月_____日

药物具体名称_____

是否使用抗生素药物:0 否　1 是,使用日期:_____年
_____月_____日

药物具体名称_____

是否使用抗病毒药物:0 否　1 是,使用日期:_____年
_____月_____日

药物具体名称＿＿＿＿＿＿＿＿

其他药物＿＿＿＿＿＿＿＿

8.最后入住院日期 ＿＿＿年 ＿＿＿月＿＿＿日

入住医院类型：①村（个体）诊所②乡镇（社区）医院③县医院 ④市及以上医院

入院时病情：①危重 ②重症 ③轻症

入院后转重日期＿＿＿年 ＿＿＿月＿＿＿日

是否入 ICU 病房：0 否 1 是，入 ICU 日期：＿＿＿年＿＿＿月＿＿＿日

住 ICU 时间：＿＿＿＿＿＿＿天

是否气管插管（机械通气）：0 否 1 是，开始插管（机械通气）日期：＿＿＿＿ 年＿＿＿＿＿＿月＿＿＿＿＿日

插管（机械通气）时间：＿＿＿＿＿＿＿天

死亡日期：＿＿＿＿＿年＿＿＿＿＿月＿＿＿＿日

死亡诊断：主要诊断＿＿＿＿＿＿＿＿＿

其他诊断＿＿＿＿＿＿＿＿

三、既往病史及其他相关信息

1.出生时体重＿＿＿＿＿＿＿（g）孕周＿＿＿＿＿＿＿（如孕周不详,则是否早产 0 否 1 是）

胎次：第＿＿＿＿＿＿＿胎第＿＿＿＿＿＿＿产 分娩方式：①剖宫产②自然分娩

2.分娩时有无并发症：0 无 1 有(请注明＿＿＿＿＿＿＿)

3.喂养方式：①母乳 ②混合 ③奶粉 ④其他＿＿＿＿＿＿

4.是否有先天性心脏病、先天畸形等先天性疾病：0 否 1 是,疾病名称：＿＿＿＿＿＿＿

5.是否有免疫系统缺陷性疾病：0 否 1 是,疾病名

称_____

6.是否有药物或食物过敏史:0 否 1 是,药物/食物名称_____

7.有无疫苗接种卡(证):0 无 1 有

8.发病前一个月是否接种疫苗(如无接种卡证,则询问家长):0 无 1 有 9 不详

疫苗名称	接种时间	疫苗名称	接种时间	疫苗名称	接种时间

9. 发病前一个月是否得过麻疹、水痘、流感、感冒、风疹、腮腺炎等传染性疾病:0 否 1 是

10.发病日期:_____年_____月_____日
疾病名称:_____

11.本次发病前三个月是否发热:0 否 1 是

12.是否使用过退热药物:0 否 1 是

13.是否使用以下药物(可多选):①氨基比林②安乃近③安痛定④来比林⑤激素(地塞米松等)

14.孩子在家主要由谁照看:①父母②(外)祖父母③亲属④保姆⑤其他_____

照看人受教育时间:_____年

照看人文化程度:①文盲②小学③初中④高中/中专⑤大专及以上)

15.发病前经常与孩子玩耍的 14 岁以下的儿童是否发病:0 否 1 是,发病人数:人

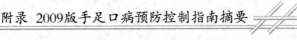

16.患儿发病前3～7天是否因其他疾病等原因去过医院:0否 1是,去医院日期: 年 月 日

就诊科室:＿＿＿＿＿＿＿＿就诊原因:＿＿＿＿＿＿＿

四、标本采集及检测结果

1.是否采集标本:0否 1是

2.标本类型:①咽拭子 ②粪便 ③肛拭子 ④疱疹液 ⑤其他

3.检测结果:①EV71 阳性 ②CoxA16 阳性 ③其他肠道病毒阳性

4.患儿本人标本类型、采样日期及检测结果

送检标本

送检标本编号	标本类型	采样日期	检测日期	检验结果			
				核酸检测		病毒分离	
				RT-PCR	Realtime RT-PCR	RD	HEp-2

5. 患儿同住所有家庭成员标本类型及检测结果

送检标本编号	姓名	性别	年龄	与患儿关系*	是否发病	发病日期	标本类型	采样日期	检测日期	检验结果			
										核酸检测		病毒分离	
										RT-PCR	Realtime RT-PCR	RD	HEp-2

*与患儿关系:①父母 ②(外)祖父母 ③兄弟姐妹 ④叔/婶(姨/姨夫) ⑤其他(填写具体关系)

五、临床症状及体征

1. 是否发热：0 否 1 是，开始发热日期：＿＿＿＿＿年＿＿＿＿＿月＿＿＿＿＿日　发热持续时间：＿＿＿＿＿天

2. 首次测量体温：＿＿＿＿＿℃；就诊前最高体温：＿＿＿＿＿℃ 入院后最高体温：＿＿＿＿＿℃

3. 是否出疹：0 否 1 是，开始出疹日期：＿＿＿＿＿年＿＿＿＿＿月＿＿＿＿＿日　出疹持续时间：＿＿＿＿＿天

疹子类型：①斑疹 ②丘疹 ③疱疹 ④其他

出疹部位：①手②足③口④臀⑤四肢⑥躯干⑦其他

口部有疱疹或溃疡，其部位：① 颊部 ② 咽峡部 ③其他

4. 是否咳嗽：0 否 1 是

5. 其他症状：＿＿＿＿＿＿＿＿＿＿＿

6. 各种并发症状或体征及出现日期

症状或体征	日期 时间	入院前	入院时								
神经系统											
头痛											
精神差											
易惊											
烦躁不安											
抽搐											
频繁抽搐											
惊厥											
痉挛											
手足抖动											
肢体无力											

(续表)

症状或体征	日期 时间	入院前	入院时							
肢体瘫痪										
颈抵抗										
颈强直										
Kerning 征										
腱反射减弱										
腱反射消失										
嗜睡										
昏睡										
浅昏迷										
深昏迷										
瞳孔状态										
瞳孔对光反射										
呼吸系统										
咳嗽										
咽痛										
鼻塞										
流涕										
呼吸急促(气急)										
呼吸减慢										
呼吸困难										
呼吸节律改变										
口唇发绀										
泡沫液(痰)(0 无 1 白色 2 粉红色 3 血色)										
肺部痰鸣音										
肺部湿啰音										
皮肤颜色有无异常										

(续表)

症状或体征	日期时间	入院前	入院时							
指、趾或口唇发绀										
面色、手、脚末端苍白发灰										
全身发绀、苍白、发灰										
皮肤花纹										
心率加快(心率＞120)										
心跳节律改变(心律失常)										
脉搏浅速										
脉搏减弱										
四肢发凉										
消化系统										
呕吐										
咖啡色呕吐物										
腹胀										
腹泻										
呕血										
便血										

（填写说明：除下列症状或体征外，一律按"0 无 1 有"填写。瞳孔状态：1 等大等圆 2 缩小 3 散大；

瞳孔对光反射：0 正常 1 异常；腱反射减弱：0 无 1 单侧 2 双侧；腱反射消失：0 无 1 单侧 2 双侧）

调查人_____调查单位_____调查日期：_____年_____月_____日

附件3

手足口病疫源地消毒指南

一、消毒原则

(一)消毒范围和对象:以病原体可能污染的范围为依据确定消毒范围和对象,一般不必对室外环境开展大面积消毒,防止过度消毒现象的发生。

(二)消毒持续时间:以手足口病流行情况和病原体监测结果为依据确定消毒的持续时间。

(三)消毒方法的选择:应选择中效或高效消毒剂如含氯(溴)消毒剂、碘伏、过氧乙酸、过氧化氢、二氧化氯、戊二醛和甲醛等进行消毒,并尽量避免破坏消毒对象的使用价值和造成环境的污染。

(四)注意与其他传染病控制措施配合:搞好饮用水、污水、食品的消毒及卫生管理,搞好环境卫生及粪便无害化管理。必要时灭蝇、灭蚤、灭蟑螂后再消毒处理。加强易感人群的保护。

二、消毒措施

(一)随时消毒

1.随时消毒是指对患儿污染的物品和场所及时进行的消毒处理。患儿居家治疗的,不可在传染期前往托幼机构或学校,也不可与其他儿童接触,患病期间应做好病家的随时消毒。医疗机构应设立手足口病专门病区,患儿住院期间,做好随时消毒。随时消毒特别要注意下列物品和场所:分泌物或排泄物(粪便、疱疹液等)及其污染的场所和物品、生活用具、手、衣服、被褥、生活污水、污物。

2.医护人员和陪护应做好卫生防护,诊疗、护理工作结束后应洗手并消毒。

3.儿科门诊、儿科病房、发热门诊、感染性疾病科等诊疗患儿场所可采取通风(包括自然通风和机械通风),也可采用循环风式空气消毒机进行空气消毒,无人条件下还可用紫外线对空气消毒,不必常规采用喷洒消毒剂的方法对室内空气进行消毒。

(二)终末消毒

终末消毒是指传染源(包括患儿和隐性感染者)离开有关场所后进行的彻底的消毒处理,应确保终末消毒后的场所及其中的各种物品不再有病原体的存在。终末消毒特别要注意病家、托幼机构、小学和病房。

1.病家消毒

当患儿住院、康复或死亡后,应及时做好病家的终末消毒。病家终末消毒的对象包括:住室地面、墙壁,桌、椅等家具台面,门把手,患儿奶嘴、奶瓶、餐饮具、衣服、被褥等生活用品,学习用品,玩具,厕所、卫生间,垃圾,污水等。

2.托幼机构和小学

发生疫情的托幼机构和小学停课后应及时做好终末消毒,包括:校区内室内外地面、墙壁(墙壁可只消毒至 2 米高),门把手、楼梯及其扶手,场所内的各种物品表面,特别要注意患儿的衣服、被褥,学习用品,玩具,奶瓶和食饮具,厕所、卫生间,污水、垃圾等。

3.医疗机构

医疗机构儿科门诊、发热门诊、手足口病门诊等每日工作结束后,以及手足口病患者病房在患者康复、死亡或离开后,均应做好终末消毒工作,包括:地面、墙壁,桌、椅、床头柜、床架等物体表面,患者衣服、被褥,洗脸盆、便盆等生活用品,厕所等。

(三)预防性消毒

1.家庭

在手足口病流行期间,无患病儿童的家庭,应注意家庭成员个人卫生和环境卫生。个人卫生应注意勤洗手、洗澡,勤换洗衣物,勤晾晒被褥。每天开窗通风2~3次,每次不少于30分钟。家庭地面和桌、椅、床、柜、门把手等各种物体表面应做好卫生清洁。婴儿奶嘴、奶瓶煮沸消毒20分钟后使用。儿童玩具定期清洗。搞好厨房、卫生间卫生。特别是有小孩的家庭,家庭成员回家后应及时洗手、更衣,有客来访后,对相关物品进行清洁处理,必要时进行消毒。

2.托幼机构和小学

在手足口病流行期间,没有发生手足口病疫情的托幼机构和小学应做好预防性消毒工作。做好环境卫生及粪便无害化处理。保育员、教师要保持手部清洁,并教育指导儿童养成正确洗手的习惯。幼儿活动室、教室和宿舍等要保持良好通风。活动室、教室、宿舍等地面每天湿式拖扫,每周末用含有效氯500毫克/升消毒液拖地一次。门把手、桌、椅等各种物体表面每天用清水擦拭,每周末用含有效氯 500 毫克/升消毒液擦拭消毒一次。玩具保持清洁。搞好食饮具消毒和食品卫生。

3. 医疗机构

在手足口病流行期间,医疗机构应按照《消毒技术规范》(2002 版)的要求做好常规消毒工作。儿科门诊、发热门诊、儿科病房等还要注意做到如下消毒工作。

(1)诊疗用品

体温表 做到一人一用一消毒,可使用 500 毫克/升含氯消毒剂浸泡 15 分钟,清水冲洗干净后备用。

压舌板 应使用一次性压舌板;非一次性压舌板采用高压蒸汽灭菌,一人一用一消毒。

非一次性用品 诊疗、护理患者过程中所使用的非一次性的仪器、医疗物品(如听诊器、血压计等)可用含有效氯 500 毫克/升消毒剂溶液擦拭,可以浸泡消毒的医疗器械等物品使用 500 毫克/升含氯消毒剂浸泡消毒 15 分钟,需要灭菌的器械要做好清洗、灭菌工作。

(2)手消毒

医护、陪护人员在接触患者后均应严格洗手,手的消毒用 0.5% 碘伏溶液或 0.05% 过氧乙酸消毒液涂擦或浸泡,作用 2～3 分钟。特别需要注意常规的免洗手消毒液对肠道病毒无效。

(3)环境表面消毒

地面、墙壁、桌、椅、工作台面每天用含有效氯 500 毫克/升消毒液或 0.5% 过氧乙酸溶液喷洒或擦拭消毒,作用 15 分钟。

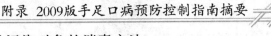

三、常见污染对象的消毒方法

1. 室内空气

应注意开窗通风,保持室内空气流通。每日通风 2～3 次,每次不少于 30 分钟。病家、托幼机构和小学以自然通风为主,无法自然通风的可采用空调等机械通风措施。医疗机构应加强通风,可采取通风(包括自然通风和机械通风),也可采用循环风式空气消毒机进行空气消毒,无人条件下还可用紫外线对空气消毒,不必常规采用喷洒消毒剂的方法对室内空气进行消毒。

2. 地面、墙壁

对污染地面、墙壁用含有效氯(溴)1 000 毫克/升消毒剂溶液喷洒消毒,作用 15 分钟。泥土墙吸液量为150～300 毫升/平方米,水泥墙、木板墙、石灰墙为 100 毫升/平方米。对上述各种墙壁的喷洒消毒剂溶液不宜超过其吸液量。地面消毒先由外向内喷雾一次,喷药量为200～300 毫升/平方米,待室内消毒完毕后,再由内向外重复喷雾一次。以上消毒处理,作用时间应不少于 15 分钟。

3. 物体表面

对门把手、楼梯扶手、床围栏、桌椅台面、水龙头等物体表面用含有效氯(溴)500 毫克/升消毒液擦拭或喷洒消毒,作用 15 分钟,必要时用清水擦拭干净以免腐蚀损坏。

4. 污染物

患者的排泄物、呕吐物等最好用固定容器盛放,稀薄的排泄物、呕吐物,每 1 000 毫升可加漂白粉 50 克或含有效氯 20 000 毫克/升消毒剂溶液 2 000 毫升,搅匀放置

2h。成形粪便不能用干漂白粉消毒,可用 20% 漂白粉乳剂(含有效氯 5%),或含有效氯 5 0000 毫克/升含氯消毒剂溶液 2 份加于 1 份粪便中,混匀后,作用 2 小时。

盛排泄物或呕吐物的容器可用含有效氯(溴)5 000 毫克/升消毒剂溶液浸泡 15 分钟,浸泡时,消毒液要漫过容器。

被排泄物、呕吐物等污染的地面,用漂白粉或生石灰覆盖,作用 60 分钟后清理。

5. 衣物、被褥等织物

患儿的衣服、被褥需要单独清洗,用 70℃ 以上热水浸泡 30 分钟,患儿所用毛巾、擦手巾、尿布等每次清洗后煮沸 5 分钟。

6. 奶瓶和食饮具

患儿的奶瓶、奶嘴应充分清洗并煮沸消毒 20 分钟后使用。食饮具每天煮沸消毒 20 分钟或用二星级消毒碗柜消毒,也可用含有效氯 250 毫克/升的消毒液浸泡 30 分钟后再用清水冲洗干净。

7. 玩具、学习用品

患儿接触过的玩具、学习用品用含有效氯 500 毫克/升的消毒液擦拭或浸泡,作用 15 分钟后用清水擦拭、冲洗干净。

8. 手

手的消毒用 0.5% 碘伏溶液作用 2～3 分钟后清水冲洗干净。看护人在给患儿换尿片、处理粪便,或直接接触患儿分泌物、皮肤疱疹前后要按正确方法洗手,或进行手消毒。特别需要注意常规的免洗手消毒液对肠道病毒无效。

9.厕所、卫生间

患儿使用后的便盆、便池、坐便器先投入50克漂白粉,作用60分钟后再冲水。坐便器表面用含有效氯500毫克/升的消毒液喷雾、擦拭消毒,作用15分钟。厕所、卫生间使用的拖把采用1 000毫克/升含氯消毒液浸泡15min后再用清水清洗,厕所、卫生间的拖把应专用。

10.垃圾

垃圾喷洒含有效氯10 000毫克/升消毒剂溶液,作用60分钟后收集并进行无害化处理。

11.污水

污水按每升加4克漂白粉或2片消毒泡腾片搅匀,作用60分钟。

四、注意事项

(一)使用获得卫生部许可批件的消毒产品,凡获批准的消毒产品在其使用说明书和标签上均有批准文号。

(二)使用消毒剂前详读说明书。一般消毒剂具有毒性、腐蚀性、刺激性。消毒剂应在有效期内使用,仅用于手、皮肤、物体及外环境的消毒处理,切忌内服。消毒剂应避光保存,放置在儿童不易触及的地方。

(三)疫源地消毒应在当地疾病预防控制机构的指导下,由有关单位及时进行消毒,或由当地疾病预防控制机构负责对其进行消毒处理。在医院中对传染病病人的终末消毒由医院安排专人进行。非专业消毒人员开展疫源地消毒前应接受培训。采取正确的消毒方法并做好个人防护,必要时应戴防护眼镜、口罩和手套等。

金盾版图书，科学实用，
通俗易懂，物美价廉，欢迎选购

临床烧伤外科学	99.00元	内科急诊救治速查手册	7.00元
新编诊疗常规(修订版·		消化系统疾病诊断及	
精装)	88.00元	治疗(精装)	39.00元
乡村医生手册(修订版·		新编妇产科临床手册	
精装)	48.00元	(精装)	32.00元
乡村医生手册(修订版·		临床药物手册(修订版·	
平装)	41.00元	精装)	58.00元
新编心血管内科诊疗		新编常用药物手册	
手册(精装)	36.00元	(第三版·平装)	32.00元
性病防治图解手册	13.50元	新编简明药物手册	21.00元
新编常用药物手册		常用进口药物手册	21.00元
(第四版·精装)	65.00元	药物治疗处方手册	
中华名医方剂大全		(精装)	35.00元
(精装)	59.50元	护士手册(精装)	28.00元
临床实用中药辞典		常见病前兆早知道	32.50元
(精装)	88.00元	癌的早期信号防治与	
新编实习医师手册		逆转	11.00元
(精装)	59.00元	疲劳综合征预防50招	8.00元
新编心血管疾病鉴别		内科常见病食物药物	
诊断学(精装)	79.00元	相宜相克	13.00元
乡村医生急症救治手		冠心病高血压病糖尿	
册(精装)	38.00元	病饮食调养问答	31.00元
常见眼病诊断图谱		冠心病高血压脑血管	
(精装)	58.00元	病科学用药问答	13.00元
临床皮肤病性病彩色		心肌梗死防治470问	
图谱(精装)	130.00元	(修订版)	22.00元
急诊抢救手册(修订版·		肝炎的诊断及防治	17.00元
精装)	27.00元	农民小伤小病自我防治	

糖尿病自然疗法	6.00 元	实用肝病中西医防治	15.50 元
糖尿病自我防治	14.50 元	肝炎防治 400 问(第二版)	11.50 元
糖尿病专家与患者对话	19.00 元	乙肝蚂蚁疗法	12.00 元
糖尿病患者怎样吃	14.00 元	乙型肝炎防治	5.50 元
糖尿病患者宜吃食物	22.00 元	专家谈乙肝阳转阴	35.00 元
糖尿病患者用药知识	10.00 元	得了乙肝怎么办——一位	
高脂血症防治 100 问		乙肝病人的康复之路	16.00 元
（修订版）	4.50 元	乙型肝炎自然疗法	12.00 元
高脂血症早防早治	6.50 元	乙型肝炎防治 30 法	9.50 元
高脂血症中西医防治		乙肝患者康复治疗	38.00 元
153 问	6.50 元	乙型肝炎中医调治	
高脂血症患者饮食调养	5.00 元	160 问	19.00 元
高脂血症患者宜吃食物	19.00 元	乙型肝炎病毒携带者必读	5.50 元
贫血自我防治	8.00 元	实用肝病自然疗法	4.50 元
放化疗病人的调养与		解酒醒酒与护肝养胃	12.00 元
护理	11.50 元	怎样使脂肪肝逆转	21.00 元
白血病防治 212 问		脂肪肝防治	6.50 元
（修订版）	14.00 元	脂肪肝早防早治	5.50 元
实用常见肾脏病防治	8.00 元	肝胆常见病防治 240 问	5.50 元
肾炎防治(修订版)	8.00 元	肝癌防治 270 问	6.00 元
肾脏疾病的三联疗法	12.00 元	肝病饮食调养 150 问	
肾脏疾病诊疗手册	15.00 元	（另有 VCD）	6.00 元
得了肾炎怎么办	14.00 元	胆石症防治 240 问	6.00 元
肾脏疾病饮食调养		人体结石病防治	9.00 元
（另有 VCD）	5.50 元	呼吸系统常见病防治	
肝炎预防 50 法	12.50 元	320 问	7.50 元

以上图书由全国各地新华书店经销。凡向本社邮购图书或音像制品,可通过邮局汇款,在汇单"附言"栏填写所购书目,邮购图书均可享受 9 折优惠。购书 30 元(按打折后实款计算)以上的免收邮挂费,购书不足 30 元的按邮局资费标准收取 3 元挂号费,邮寄费由我社承担。邮购地址:北京市丰台区晓月中路 29 号,邮政编码:100072,联系人:金友,电话:(010)83210681、83210682、83219215、83219217(传真)。